食品添加物より はるかに こわい

ゲノム編集食品

みんな知らずに食べている

YUSABUL

◉まえがき

自然から切り離され、人工化が加速する食

開発が進む新たな食といえない食

このところ細胞培養肉のような人工的な食肉、微生物に作らせるたんぱく質、昆虫食、そして人工的な環境で育てる野菜や魚など、食経験がないもの、自然から切り離された食べものが増えている。そこに共通しているのは、ゲノム編集技術などのハイテクを用いた企業依存の食であり、政府の食料・農業政策はこのような食への依存度を増やそうとしており、徐々にその産物が増えている。

私たちの体にとって特に大事なのが、微生物の存在である。例えば腸内細菌が免疫系の要になっていることが、細菌の重要性を示している。腸内細菌叢と土壌微生物の共通性もまた、人間も自然の産物であることを示している。これら人工的な食品では、その腸内細菌を育てることができない。

さらに自然界には、さまざまな物質が存在し、たとえごく微量でも摂取の必要なものがある。有害だと分かっている金属の中にも、ほんのわずかだが必要なものがある。その代表がカドミウムだ。１９８０年代にドイツの科学者マンフレート・アンケなどは、カドミウムが決定的に不足すると筋無力症になる可能性があることを発見した。

私たちはこのように自然から逸脱できない存在であり、自然と共生していかなければ、やがて滅びることになるだろう。穀物や野菜など土で作られる自然の産物、天然の魚介類を食べていれば、知らないうちに補われるものが、ハイテク化した食品では補われないのである。

いま都会のビルの中でも野菜工場

政府が進める食料生産での構造転換の柱は、企業化、工場生産化、ハイテク化である。農水省は、２０２１年5月にみどりの食料システム戦略を策定し、２０２４年5月29日には改正食料・農業・農村基本法を成立させた。それとともに、培養肉や昆虫食、微生物たんぱくなどが登場し、食の在り方が急速に変わってきた。それだけではなく、従来の家族経営を主体とした農漁業から、農業では大企業が行うハイテクを駆使したスマート農業や大規模植物工場へ、漁業でも企業が進める大型陸上養殖への転換が進められている。

植物工場は基本的に、密閉した空間において自動化した工場システムで運転しており、無農薬の水耕栽培である。安全性を売り物にしており、すでにビル産ビル消のような、都会の真ん中で生産され消費する形も増えており、地産地消の在り方まで変わりつつある。しかし、この工場を設置するためには、高額な装置が必要であり、運転コストもばかにならない。そのため、遺伝子組み換えやゲノム編集技術などの遺伝子操作技術を用いて高い生産効率を持つ品種の改良が必要になってくる。

漁業で植物工場にあたるのが、大型陸上養殖場である。いま現在、NTTが相次いで陸上養殖場の設置を進めている。まずNTTとゲノム編集魚を開発しているリージョナルフィッシュ社が共同で立ち上げたNTTグリーン&フード社が、静岡県磐田市に大規模な陸上養殖施設を完成させ、2024年12月3日に竣工式を行い、出荷を開始した。この磐田市の養殖場ではバナメイエビが養殖される。養殖システムには、日本で最初と思われるバイオフロック方式が採用されている。この養殖システムは、水を循環させせず、微生物の塊を浮かべて浄化するシステムである。経験が浅い技術であり、安全性に課題がある。この陸上養殖もまた、ゲノム編集などで魚を改造して効率を上げていくことが前提である。その点でもやはり安全性が問題になる。

このように農漁業をめぐる新たな動きは、自然と切り離された不自然な食べものを増やし、日常化させていくことになる。それはゲノム編集食品を増やしていくことも意味し、それによる消費者の健康被害が懸念されている。

本書は、ゲノム編集技術やそれを用いた食品がこれまでもたらしてきている問題を明らかにするとともに、今後起きる可能性がある問題点を総点検したものである。

目次

第2部　骨抜きにされた食の安全基準

第3部 フードテックという名の企業の食料支配

一第4部一 作られた食料危機と動き出した市民

第1部

なぜゲノム編集食品はこわいのか

第1章

ゲノム編集トマトが美味しくない理由、魚の体が弱い理由

知らないうちに市場で流通しているゲノム編集食品

ゲノム編集食品という言葉を聞いたことがあるだろうか。ある種の遺伝子操作をされた食品で、2025年3月現在日本ではトマト、マダイ、トラフグ、ヒラメが市場に出回っている。このことをほとんどの日本人が知らない。大きな理由の一つは、政府が「ゲノム編集は通常の品種改良と変わらない」として、食品表示を不要としているからだ。そのせいもあり、言葉自体をまったく知らない、もしくは名前を知ってはいても安全だという認識を持っている人が多い。2024年に消費者庁が行ったアンケートでは、ゲノム編集食品に関しては、「どのようなものか知っている」と回答した人はわずか6・1％だった。それに対して「聞いたこともなく、どのようなものかも知らない」と回答した人が、50・8％に達した。

本当に、ゲノム編集食品は、食品表示など必要ない安全な食品なのか？　残念ながら、世界的にまだその安全性は証明されていない。むしろ、遺伝子の改変によるリスクが多く指摘されている。

現在、ゲノム編集食品が市場流通しているのは日本だけである。世界の実験台にさせられている

ともいえる状況だ。本書では、ゲノム編集食品をめぐる世界の状況や日本政府の対応などを見ながら、その問題点を指摘していこうと思う。

ゲノム編集トマトがまずい理由

日本は2021年から作物ではGABAの含有量を増やした高GABAトマトが市場化され、最初はミニトマトが、追いかけて中玉トマトの販売が始まった。追って魚でタイとフグが、さらに2024年からヒラメの市場化も行われた。世界に先駆けてゲノム編集食品の市場化が相次いでいる。世界的に見ると、ほとんど市場化が進んでおらず、各企業が慎重に様子を見ている状況の時に、日本だけ突出して市場化している。

なぜ世界的には様子見状態か。このゲノム編集技術は極めて粗っぽく、しかも意図的に病気や障害を引き起こすことを目的にした技術であり、とても食に応用するような技術ではないからである。ゲノム編集トマトは美味しくない。私も含め、多くの人が食べて、感想を聞いた中で美味しいといった人はほとんどいない。むしろ「まずい」という人が多い。なぜだろうか。その理由として考えられるのが、GABAとグルタミン酸の密接な関係である。グルタミン酸はうまみ成分である。高GABAにした結果、グルタミン酸に影響が出て、うまみが減少してしまったのではないかと考えられる。

GABAは睡眠を改善したり血圧を下げたりするなどの効果があるとされている。しかし、本当に効果があるかどうかは、科学的に立証されていない。逆に、ＧＡＢＡの過剰摂取が健康によくない効果をもたらす可能性が指摘されているが、それは否定されていない。極めて危うい遺伝子の改変なのである。

そのような食品が「機能性表示食品」を宣伝文句に、健康によいことを売り物にして販売されている。それだけでも問題なのに、味もよくないのである。

ゲノム編集は、目的とする遺伝子を破壊して、性質を変える技術だ。しかし、その遺伝子は、単独で独立して存在しているわけではない。さまざまな遺伝子に影響してしまう。そこが問題点の一つだが、それがうまみの減少をもたらしている原因かも知れない。

魚で起きている異常の数々

意図的に遺伝子を破壊する行為は、ノックアウトマウスから始まった。１９８０年代から始まったこの遺伝子破壊は、ゲノム編集ではなく、遺伝子組み換え技術を用いたものだった。病気や障害を意図的に作り出し、医薬品や治療方法を開発するために取り組まれたものである。遺伝子を壊すということは、基本的に病気や障害を引き起こすことだ。いま、遺伝子組み換えからゲノム編集技術に方法が変わったが、そこにこの技術の応用の大きな問題点がある。

日経新聞オンライン版２０２３年12月６日の報道によると、群馬県で農産物の直売などを手がけているファームドゥグループが、リージョナルフィッシュ社からゲノム編集マダイの幼魚を仕入れ、養殖して販売する予定だった。２０２３年10月下旬に約４００匹のマダイの幼魚を仕入れたものの、その多くが成育中に死亡し、残ったのは約20匹だという。

現在出回っているゲノム編集魚は、この筋肉質で身の丈が圧縮されたマダイと異常に太ったトラフグとヒラメだ。マダイはミオスタチンと呼ばれる筋肉の成長を抑制する遺伝子を破壊したものである。しかし、この遺伝子を破壊したことで、異常が起きている。ドイツの科学者団体のテストバイオテクは、この魚は身長が短くなっており、椎骨が変化した骨格異常であることから、アニマルウェルフェアに反する「拷問魚」であると指摘した。

トラフグやヒラメの場合、食欲を抑制するレプチン遺伝子を破壊している。食欲が旺盛なままであり、その結果、異常な早さで太ることになる。しかし、この遺伝子は、その生命体にとってとても大切であり、これを破壊すると、さまざまな問題が生じることが分かっている。

ゲノム編集技術は意図的に病気や障害をもたらすが、このレプチン遺伝子を破壊すると、その度合いは極めて重症である。分子生物学者の河田昌東さんによると、ゼブラフィッシュでの実験例で、この遺伝子を破壊した場合、脳の働きに異常が起き、生殖行動、免疫反応にも異常が起きる。行動が弱まり、恐怖感が強まり、日周リズムにも変化が起き、色の認識が落ちる、と指摘している。

その他にも、ゲノム編集技術自体、他の遺伝子を破壊するオフターゲットの可能性があり、DNAの切断箇所で大規模な染色体破砕をもたらす可能性がある。魚の場合は、加えて、モザイクという通常の細胞とゲノム編集された細胞が入り乱れる現象も起こりやすい。それらは生命活動に大きな支障を生じさせる可能性がある。通常の魚と同じなどという企業のいい分はあり得ない生き物なのが、これで分かる。それらについては、後ほど詳しく見ていくことにしよう。

米国で失敗してきた理由

米国ではゲノム編集食品は失敗続きである。最初に作物を開発し、種子販売を開始したのはサイバス社だった。同社が、2015年にゲノム編集（除草剤耐性）ナタネの開発、栽培を始めたと発表した。ゲノム編集を容易にした新技術のCRISPR-Cas9《クリスパー・キャスナイン》法が登場したのが2012年であるから、その早さに驚いた。

その後、このナタネについて、欧州の市民団体が中心になって資金を集め、米国の検査機関HRIが検査法を開発するため、全ゲノムを解析したところ、ゲノム編集ではないことが分かったのである。サイバス社もゲノム編集ではないことを認めたのだ。詐欺に近い行為といえる。

次にカリクスト社がゲノム編集（高オレイン酸）大豆を開発、2018年から種苗や大豆油の販売を開始した。しかし、販売を始めるとすぐにカリクスト社の株価は下がり始め、ついに2022年、同社は経営が破綻したのである。なぜ売れず、評判も悪かったのか。その理由ははっきりとは分からないが、消費者に受け入れられなかったのは確かだ。そのためゲノム編集作物は、米国ではいったん挫折したのである。この話には後日談がある。経営破綻したカリクスト社が事業を継続するために見つけた合併先が、サイバス社だった。イメージが悪い企業同士の合併は、さらにイメージを悪化させる可能性がある。

米国にはもう一つゲノム編集で失敗談がある。ブラジルで進められていたゲノム編集牛導入計画が中止となった話である。米国ミネソタ州のベンチャー企業、リコンビネティクス社はゲノム編集で角をなくした牛を開発した。ブラジルがその牛を大量に購入する計画を立てた。その購入計画は２０１８年10月にスタートしたのだが、挫折した。その理由は、牛にはたしかに角はなかったが、ＦＤＡ（食品医薬品局）が全ゲノムを解析したところ、３種類の抗生物質耐性遺伝子（ネオマイシン・カナマイシン耐性遺伝子、アンピシリン耐性遺伝子）が含まれていたのである。これではゲノム編集ではなくなる。ゲノム編集食品として認可を受けるためには、ゲノム編集のために挿入した遺伝子を除去しないといけない。こうして購入計画は中止された。米国内ではこの牛は、ゲノム編集技術の象徴として、ポスターなどでその成果が喧伝されていた。２０１７年から同社は、この牛を「農場革命」の主役として宣伝し、それに乗ったのがブラジルだった。しかし、この牛は堕ちた偶像になってしまったのである。米国では全ゲノム解析によって問題点が明らかになったが、これは日本でも第３者機関による全ゲノム解析を義務付けることが必要だということを示している。このように米国で失敗続きのゲノム編集食品が、日本では市民が知らないうちに市場に流れているのだ。

CRISPR《クリスパー》-Cas9《キャスナイン》の問題点

簡単に説明すると、ゲノム編集技術とは、制限酵素を用いてピンポイントで目的とする位置で

DNAを切断して、遺伝子の働きを壊す技術である。ゲノム編集技術自体は1990年代からあったが、技術的に難しいところがあり、広がらなかった。ところが2012年にCRISPR-Cas9《クリスパーキャスナイン》が登場して、簡単に標的遺伝子を壊すことができるようになり、一挙に普及した。

しかし、このCRISPR-Cas9は、目的とするDNAの場所に誘導する技術（ガイドRNA）と、DNAを切断する制限酵素（Cas9）を組み合わせただけで成り立っている。案内役と切断役だけなのだ。切断部の修復役がいないのである。そのため切断されたDNAの修復は、成り行き任せだ。精密な生命の仕組みで、これはあり得ない。

しかも、膨大な数の遺伝子の中から、標的とする箇所だけを破壊することは困難だ。案内役と切断役の組み合わせを「切断カセット」という。標的とする箇所を破壊するために、数百万数千万ともいう膨大な数のこの切断カセットを導入する。しかし、標的と類似した箇所は数多くあり、そのため誤ってそこを切断する可能性が大きいのである。それをオフターゲットという。案内役にRNAを用いていることもオフターゲットを起こしやすい原因の一つだ。切断するのはDNAであり、RNAとは情報伝達に使われる文字が微妙に異なるからである。

このゲノム編集技術について推進する人たちは、正確に遺伝子を壊すだけだと主張して、規制は必要ないとした。しかし、よくよく見ていくと極めて粗っぽく、生命体に思いがけない大きな悪い影響をもたらしかねない技術である。

しかもこの切断カセットを導入する方法は、遺伝子組み換え技術を用いる。遺伝子組み換えでは、生命体を改造するために「他の生物の遺伝子」を挿入する。そのためにさまざまな遺伝子群を用いている。用いる遺伝子群は遺伝子組み換えに用いる遺伝子群とまったく同じだ。異なるのは、他の生物の遺伝子の代わりに、案内役と切断役の遺伝子を用いることである。その内容は遺伝子組み換え技術そのものであるといえる。にもかかわらず、政府は、遺伝子組み換えとは異なるからという理由で、規制しなかった。それが日本でのゲノム編集食品の野放し状態をもたらしたのである。

ゲノム編集技術の問題点

ゲノム編集技術の問題点は、数多く指摘されている。改めてゲノム編集技術の問題点を整理してみよう。

最初に指摘できることは、標的とする遺伝子を壊すだけでなく、多様な遺伝子を壊す可能性が高い点だ。それは一つの遺伝子が一つのたんぱく質を翻訳するわけではないからである。ある性質を壊そうとして、複数の性質を壊してしまう可能性が大きいのである。

それだけではない。膨大な量のDNAの中から標的とする遺伝子を壊すためには数百万から数千万という大量の遺伝子を壊すカセットを投入しなければならない。その膨大な量の切断カセットが、類似した箇所を次々切断することになる。それをオフターゲットといい、これを免れることはない。

さらにDNAを切断した際の切り方にも問題がある。DNAは二本鎖である。それをぶつ切りにするのだが、これは自然界ではほとんど起きない現象だ。なぜDNAが二本鎖で成り立っているかというと、放射線などの影響でＤＮＡが傷付いても、ほとんど二本鎖ごと傷付くということがなく、他の一本鎖があるため修復が容易だからである。しかし二本鎖ごと切断されると修復が難しい。それを自然修復に任せているため、切断箇所を修復する際に、問題が発生する。ＤＮＡを大幅に削り取って、糊しろを作って自然修復するのだ。その糊しろを作る際にコントロールができないため、大規模にＤＮＡを切除してしまう染色体破砕をもたらすことになる。

まだある。ＤＮＡに異常が起きるだけでなく、ＤＮＡを囲んでいるたんぱく質にも異常が起きる。その結果、遺伝子の働きのオン・オフをもたらすという重要な機能に影響が出てしまう。遺伝子が働いてほしい時に働かず、働いてほしくない時に働いてしまうのである。

その他にも、作物では抗生物質耐性遺伝子が使われているが、それが完全に除去されていないケースが考えられる。抗生物質耐性遺伝子は、ゲノム編集がうまくいったかどうかを見分けるために使われる。作物ではないが、前述したように米国で作成された角のない牛では、３種類の抗生物質耐性遺伝子が見つかっている。抗生物質耐性遺伝子が残っていれば、これを食べた人間は抗生物質が効かない体になってしまう可能性が出てくる。また魚の場合は、モザイクと呼ばれる、遺伝子を操作した細胞と通常の細胞が入り乱れて体を形成していく現象が起きやすい。そうなると魚自体、病気や障害になりやすくなる。

以上の現象は、詳しくは後述するが、いずれも食の安全に影響する。つまり遺伝子を操作することは、大きなリスクを伴うことを示しているのだ。このような技術を食の実用化に応用すべきではないだろう。にもかかわらず、日本では表示すら認めず推進の姿勢ばかりが目立つのである。

遺伝子組み換え

(異なる生物種の遺伝子を組み込む技術)

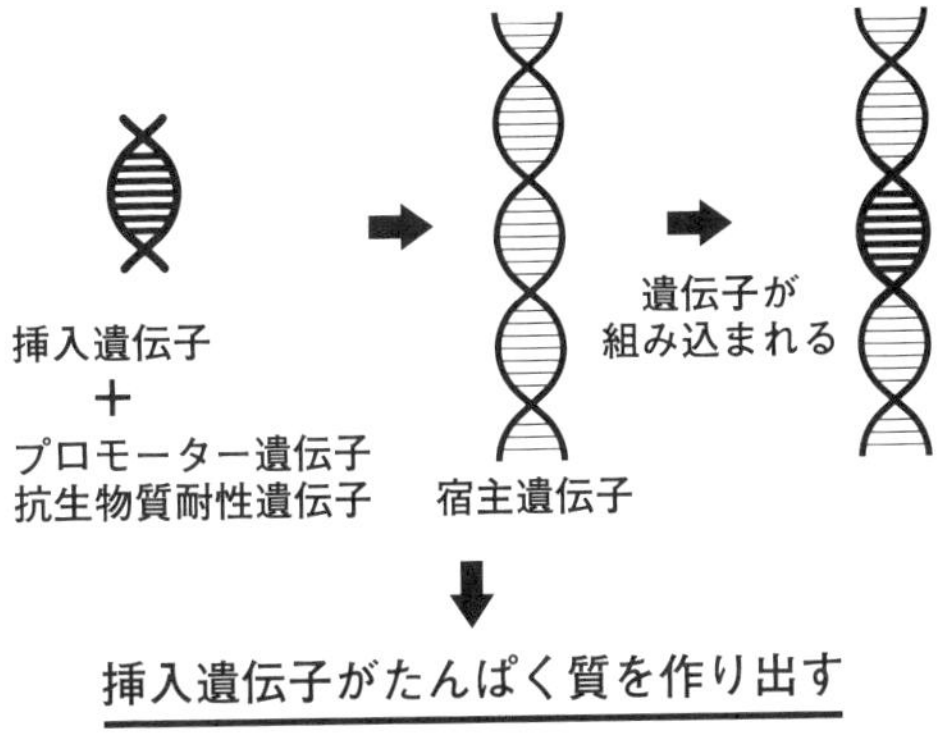

ゲノム編集

(標的とする遺伝子を壊す技術)

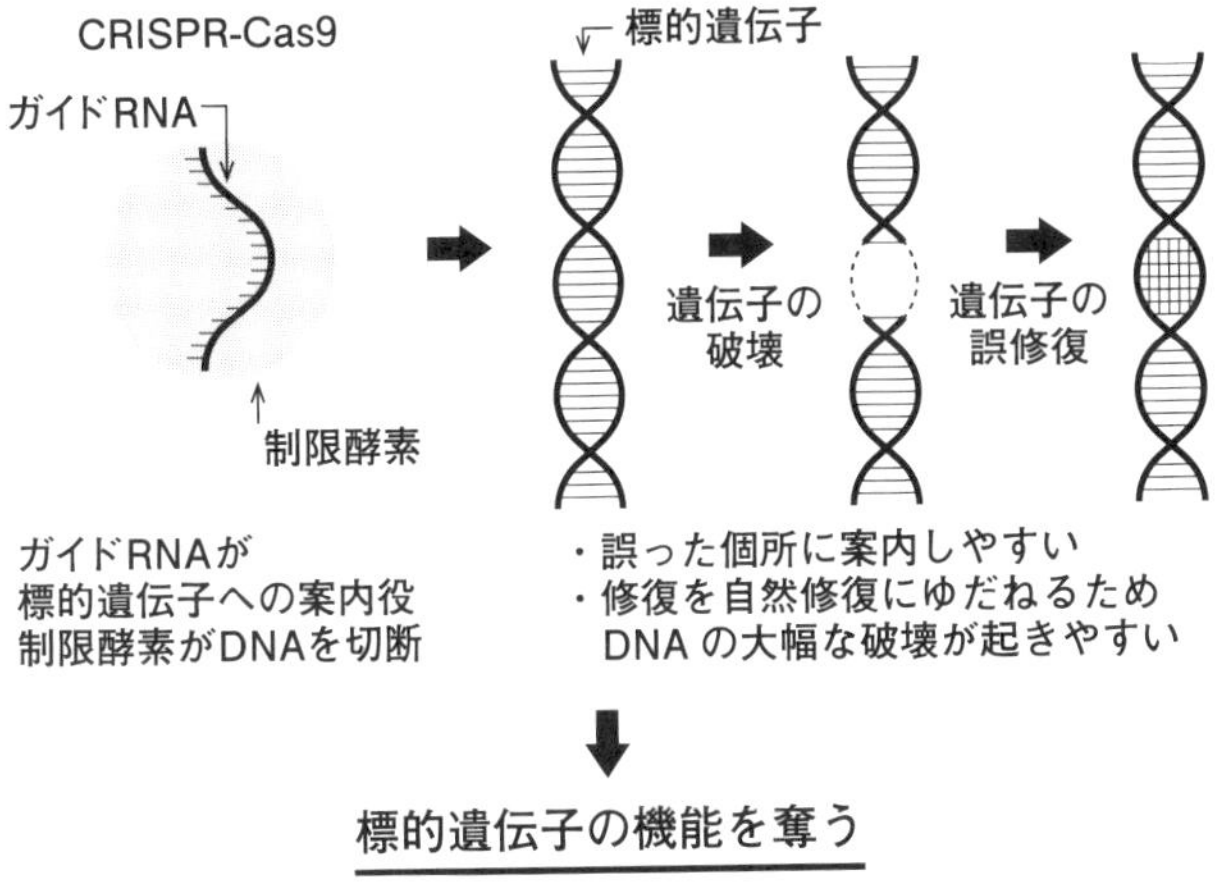

第2章——開発は進み、市場で嫌われる

ゲノム編集食品の現状

2025年2月時点で日本で流通可能なゲノム編集食品は7種類になった。その中の5種類がすでに市場に登場している。サナテックシード社が販売している2種類の高GABAトマト（ミニと中玉）と、リージョナルフィッシュ社が養殖・販売している肉厚のマダイと、異常に太ったトラフグとヒラメの3種類である。これらはいずれも日本の企業が開発したものだ。

日本で届け出されている外国企業のゲノム編集作物は2種類ある。一つが米国のコルテバ・アグリサイエンス社が開発し、米国内で栽培し、世界に売り込むことが予定されている、おもちのように粘り気を持つ「もちトウモロコシ」。もう一つが米国J.R.シンプロット社が開発し、同様に米国内で栽培して輸出を図る、小粒だが多数の粒を付ける「ジャガイモ」である。これらはいずれもまだ市場化されていない。

このようにいまゲノム編集食品を積極的に推進しているのが、日本と米国である。しかし、両国ともに順調に市場化が進んでいるとはいえない。それと対照的な動きを示しているのが、欧州であ

る。積極的に受け入れようとする欧州委員会と、それに反対する一部のＥＵ加盟国政府や市民団体の間の対立が、いま先鋭化している。

ＥＵでは推進と規制がぶつかり合う

欧州ではどのような構図になっているのだろうか。ＥＵの政府組織が欧州委員会である。ＥＵにも三権がある。国会にあたるのが欧州議会、司法にあたるのが欧州司法裁判所だ。しかし、その上に各国の政府から構成される欧州理事会があり、最終判断はそこにゆだねられる。その中の政府にあたる欧州委員会の専門委員会が、ゲノム編集食品などを推進するか否か議論を行い、その結論をまとめ「推進」の方針を出したのが、２０２３年6月23日だった。もともと欧州委員会は、米国や日本などと合わせて、ゲノム編集食品を規制なしで推進する方針だった。しかし、それを阻んだのが市民団体だった。

ヨーロッパの環境保護団体、農民団体、消費者団体は、ゲノム編集などで開発した生物について、遺伝子組み換え生物と同様の規制を行うように求め、欧州司法裁判所に訴え、その判決が２０１８年7月25日に出た。その判決で環境保護団体などが勝訴し、規制することが決まった。それに対して農薬企業などが大規模なロビー活動を行い、欧州委員会に対して、この欧州司法裁判所の判決を覆すよう求めていた。そして欧州委員会で検討を開始し、その結論が専門委員会で出されたのである。その結論では、ゲノム編集生物などについて、環境や健康へのリスク評価は必要な

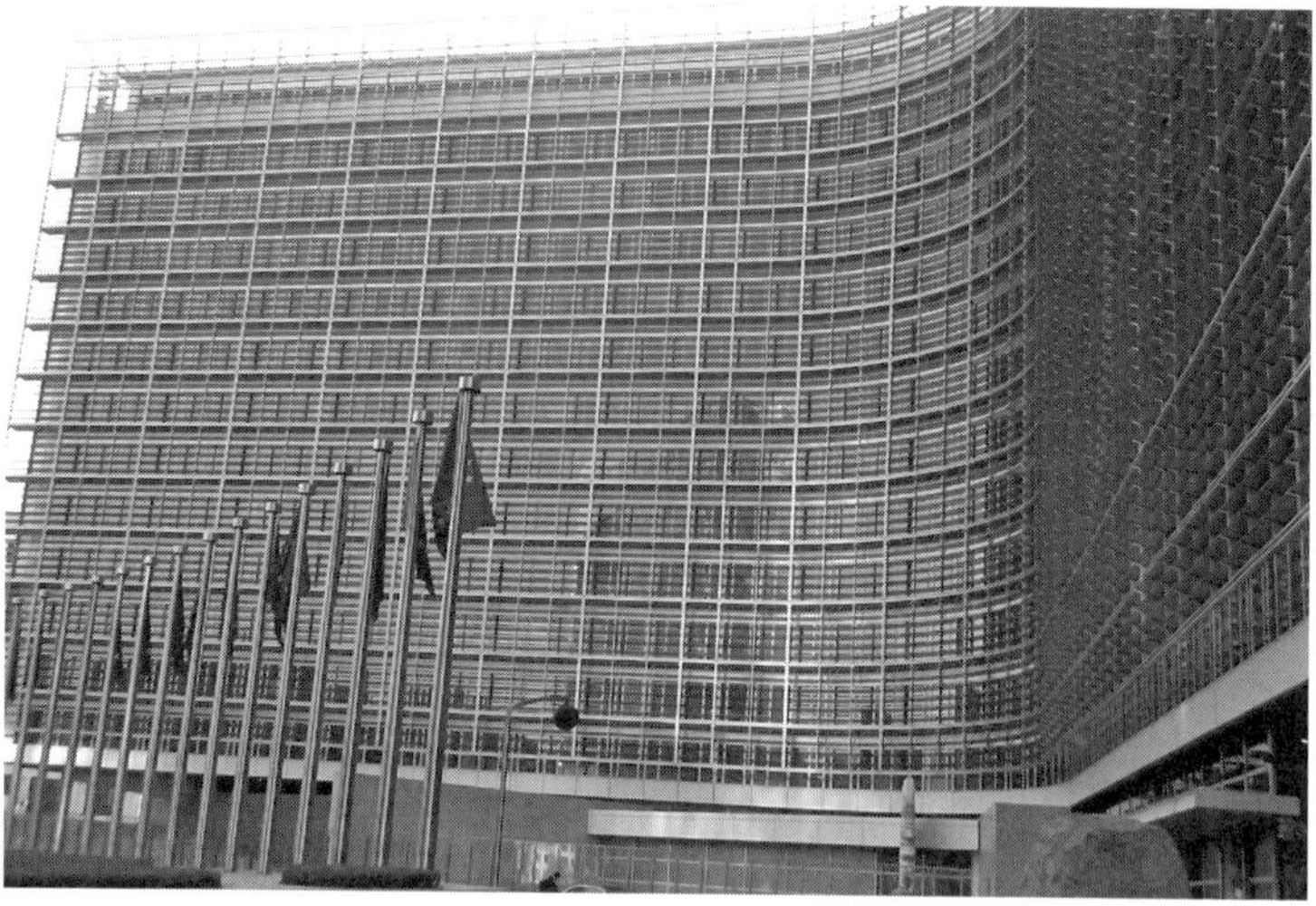

EUの本部（ベルギー・ブリュッセル）

い、検査の必要もない、トレーサビリティ（追跡可能性）も必要ない、表示も必要ない、監視も必要ないという、日本と米国と同様のものだった。専門委員会の結論を受けて、欧州委員会が2023年7月5日、規制を全面的に緩和する提案を行ったのだ。

欧州委員会の「規制しない」という提案に対して、環境保護団体などからの反発が強まる中、2024年2月7日、欧州議会の本会議もまた、この基本的に規制なしとする新たな提案を、賛成307、反対263のわずかな差で可決した。

しかし、この可決に先立ち、欧州委員会の提案に対して、さまざまなところから次々と批判が出ていた。フランス食品安全機関（ANSES）は、欧州委員会が示した、食品の安全性評価、トレーサビリティ、食品表示を免れるとした提案に対して、科学的根拠がないとして強く反発した。オーストリア・スイスの生態学会は、ゲノム編集生物を規制がないまま野放しにすれば、生物多様性に対して深刻な影響をもたらす可能性があると、警告を発した。その中で同学会は、欧州委員会が現在の複合的な環境危機の原因について理解していない、とも指摘した。またこれとは別に、研究者100名も同様の警告を公開の声明で発表している。

このようにEUでは推進に向けた動きが作られているものの、まだ方向が定まらない状況が続いている。争点になっているのが、トレーサビリティ、食品表示、そして特許に関する議論が定まっていないことである。2024年12月に、欧州理事会の議長国であるハンガリー政府、その次の議長国であるポーランド政府が相次いでこの規制緩和案に対する見解を発表している。ハンガリー政府は規制支持、ポーランド政府は規制緩和だ。2025年現在、規制緩和に明確に反対している国は、ハンガリー政府以外では、オーストリア、ブルガリア、クロアチア、ルーマニア、スロバキア、スロベニアの政府である。これらの国がこの疑問を呈した提案を支持した。しかし、多数派を占める緩和支持の国々は、この提案に反対している。

このようにヨーロッパでの議論は膠着状態に陥っており、方針が出せない状態がしばらく続きそうだ。それとは無関係に動いているのが、EUから去った英国である。同国政府も日本同様に、ゲノム編集は遺伝子組み換えではないとして、環境への影響や食の安全を守る仕組みを放棄することを水面下で決定し、ゲノム編集食品推進で動き始めた。

日本で開発中のゲノム編集食品

日本では、EUのように真正面から議論することもなく、市民に判断するための情報も与えないまま市場化を進め、多くの作物が開発されている。特に多いのが稲での取り組みである。日本では遺伝子組み換え作物の開発でも稲が多かったが、ゲノム編集も同様だ。主食の稲が、やはり開発の中心になるようだ。その最先端にあるのが、農研機構が開発しているシンク能改変稲である。シンク能とは光合成にかかわる植物の器官の能力で、そこを強化して光合成を活発化させ、収量を増やすのが目的の改造である。すでに筑波研究学園都市にある農研機構の試験圃場《ほじょう》で試験栽培を終了している。

次いで注目されているのが、島根大学が開発を進めている「高ストレス耐性稲」で、高GABA稲でもある。すでに販売されている高GABAトマトと同じ改変を行ったものである。GABA合成にかかわる酵素遺伝子の一部を破壊したもので、研究者は当初、トマトと同様に健康食品として開発を進めてきたが、この稲が乾燥や冠水などの環境ストレスに強い耐性を持つことが分かったとして、両者の性格を売り物に開発を進める予定である。

農研機構では「低グルテリン稲」も開発されている。この稲は四つのグルテリン遺伝子を欠く変異株を用い、さらに五つのグルテリン遺伝子を働かないようにすることで、極めてグルテリンが少ない稲を開発した。グルテリンは稲が持つ主要なたんぱく質であり、アレルギーの人や腎臓病の人

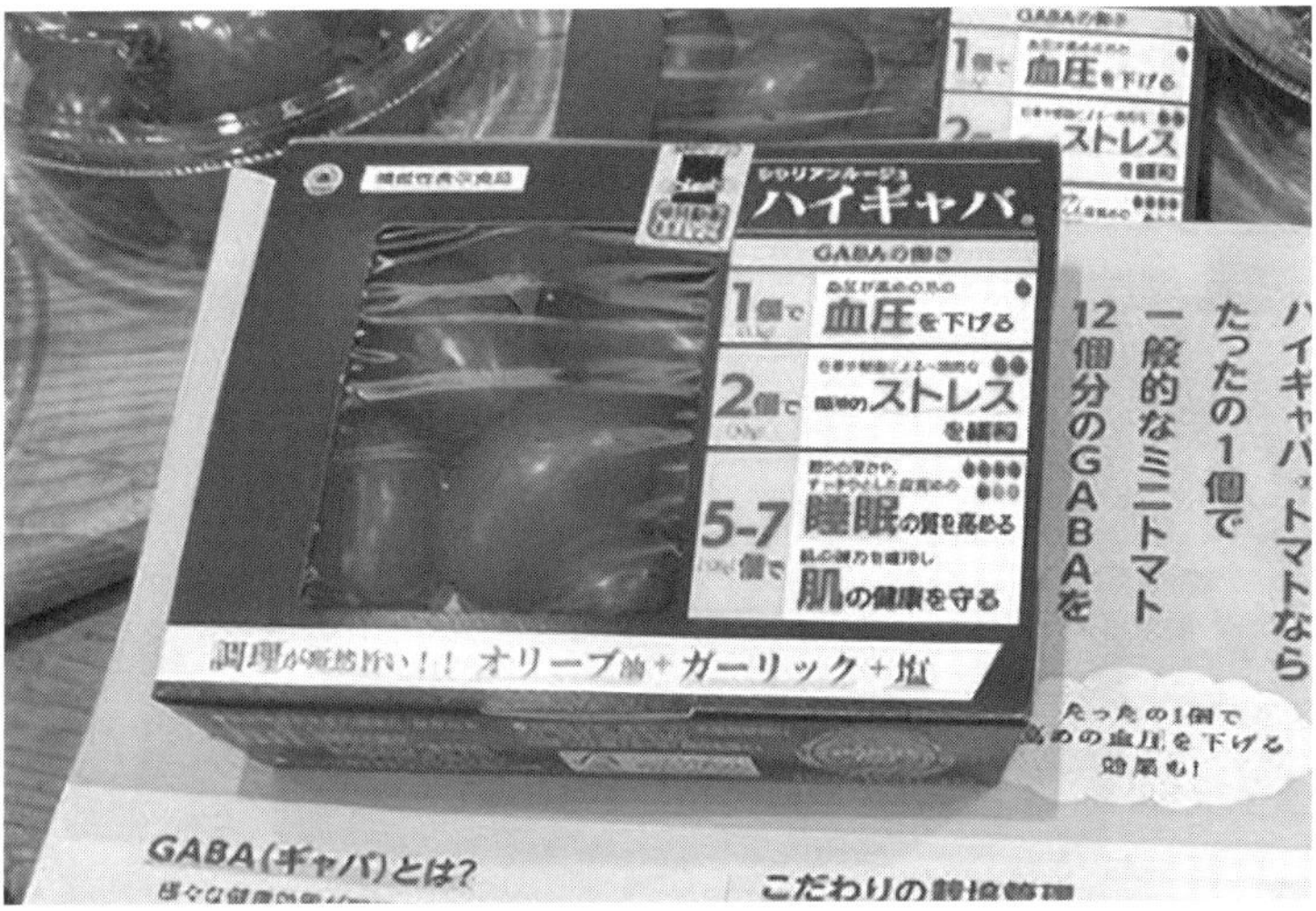

市販されているゲノム編集トマト

に向けた低たんぱく米として売り出すことが目的だ。

魚では、いずれも養殖しやすく性格を変えた魚が、陸上養殖を目的に開発が進められている。リージョナルフィッシュ社によってエビ、九州大学によってマサバ、水産研究・教育機構によってマグロの開発が進められている。また後述するエピゲノム編集技術を用いた高温耐性のヒラメの開発が、リージョナルフィッシュ社によって進められている。

回転ずしチェーンのスシローを展開しているフード&ライフカンパニーは、ゲノム編集による魚の改造は、今後広げていくべき技術であるとして、導入に積極的姿勢を示している。同社はゲノム編集魚を製造・販売しているリージョナルフィッシュ社と資本提携を行っており、またゲノム編集技術を推進しているベンチャー企業のプラチナバイオ社とも一緒に新たな魚の開発に取り組んでいる。しかし、最終的にはこの技術が社会的合意を得られることが前提であるとも述べている。

変わったところでは、徳島にあるグリラス社がコオロギの改造を進めていた。成長が早いコオロギの開発に続いて、コオロギが高たんぱくであることからアレルギーが起こりやすいため低アレルゲン・コオロギの開発を進めていた。さらにコオロギを食べる形態、コオロギを乾燥させ粉状にしてパンやクッキーなどに混ぜると、コオロギの粉末が目立つため、表皮を白くする開発も進めていた。ただし、コオロギ自体が食用として受け入れられていなかったようだ。結局、グリラス社は2024年11月7日に徳島地裁に破産手続きを申し立てた。

米国でのゲノム編集食品の開発状況

外国の状況を見てみよう。米国では、ナタネや大豆の次に登場したゲノム編集作物が、ペアワイズ社が開発した辛みが弱いカラシナだった。サラダ用にと売り出しを図ったのだが、やはり市場が広がらなかった。そのため同社は撤退を考えていた。そこに救世主のように現れたのが世界最大の種子企業であるバイエル社で、同社が全米で販売を進めることになった。そのペアワイズ社は他にも種なしブラックベリー、気候変動に対応した低身長トウモロコシ、バナナ、コーヒーなどの市場化を目指している。

その他にはイントレクソン社が変色し難いロメインレタスを開発しており、これも市場に登場するのが間近と考えられている。また米イールド10バイオサイエンス社が油糧を増加させたキャメリナ（カメリナ：アブラナ科の植物カメリナサティバのこと）を開発し、すでにカナダでの栽培が承認されている。

ワシントン州立大学が開発し、FDA（食品医薬品局）が承認、食品として流通が可能になった豚がある。この豚は、代理種牡馬《しゅぼば》という方法で開発したものである。馬ではないので、代理種牡豚ということになる。ゲノム編集により雄の豚の生殖能力にかかわる遺伝子を破壊、その豚に別の雄の生殖にかかわる幹細胞を移植、「望ましい精子」を作り出す雄の豚を誕生させるのだ。その精子で子豚を誕生させ、その子豚からの食肉の流通を承認するというものである。なぜ、そのようなことをするのかというと、通常の豚に高級な豚を生産させる能力を持たせるためだ。

すでに述べたように、リコンビネティクス社が開発した角のない乳牛が、市場化に失敗しているが、その後、同社は毛を薄くして暑さに強い牛を開発しており、こちらからは抗生物質耐性遺伝子が見つからなかったことから、問題ないとされた。

魚の開発では、ティラピアでの開発が進んでいる。センター・フォー・アクアカルチャー・テクノロジーズ社は、25種類以上の魚の開発を進めている。その中で、ティラピアの研究が進んでおり、その強い性格、繁殖力、世代交代の早さから、この魚の開発が最も進んでいるとしている。

欧州やアジアなどでの開発状況

是非をめぐって揺れ動く欧州であるが、開発は行われている。英国ロザムステッド研究所では、発がん物質であるアクリルアミドを低減した小麦が開発されている。スイスでも同国のアグロスコープ社が独ベルリン自由大学と共同で、収量増大麦の栽培試験を開始した。イタリアでは、いもち病に抵抗性を持たせた稲の試験栽培が、北部都市ロンバルディア州パラヴィア近郊で始まった。しかし、何者かの手によってすべて刈り取られ、この実験は挫折している。

オーストラリアでもゲノム編集小麦の試験栽培が始まった。国営企業によるもので、数百種類の品種で試験し、より栄養価が高く、より丈夫で、より収量が多い品種で、かつ水や肥料、化学物質の使用量を減らす品種を選んでいくことが目的の開発だという。

また英国トロピック・バイオサイエンシーズ社が開発した変色しにくいバナナが、フィリピンでの栽培・販売が認められている。フィリピンでは、日本のサナテックシード社の高ＧＡＢＡトマトの販売も同時に認められている。

中国政府は、長い間、遺伝子組み換え作物の開発や栽培に後ろ向きの姿勢を示していたが、このところその姿勢を転換させており、特にゲノム編集作物開発には積極的な動きを見せている。華中農業大学によって除草剤耐性小麦の開発が進められ、中国科学院によってうどん粉病抵抗性小麦の開発が進められている。また同国のオリジン・アグリテック社が、２０２４年に高密度で栽培できるトウモロコシを開発したと発表した。

中国農業大学と新疆畜牧科学院の研究者は、２０２２年にゲノム編集で短尾種細毛羊を誕生させたと発表している。現在、綿羊の品種は、そのほとんどが尾が長く、感染症が起きやすいなどの理由で子羊の段階で尾が短く切られる。そこでチベット系綿羊などいくつかの綿羊を研究し、ゲノム編集で誕生させたものである。

実用化を断念したケースも出てきた。ノルウェーでは2023年4月に、ゲノム編集鮭の海上養殖計画案が示された。この鮭は、ゲノム編集技術で生殖器官の発達にかかわる遺伝子を破壊したものである。不妊にすることで長期間の養殖が可能で、大型化できるのがメリットとされた。政府の食品環境科学委員会の専門家によるリスク評価が行われ、この鮭が逃げ出した際の環境への影響で、次のような懸念が表明された。

●実際に不妊かどうかを証明できないなど、不確実な要素が多すぎる。

●もし不妊が完全でない場合、逃げ出した際に自然個体群のサーモンと競合することになり、遺伝的欠陥が伝えられ、自然個体群がぜい弱化する可能性がある。

●ゲノム編集サーモンは病気になりやすいため、その病気が広がる可能性がある。

と指摘した。結局この計画は中止となった。

ゲノム編集鶏の開発とその波紋

さまざまな開発が行われ、波紋を呼んでいる動物に鶏がある。イスラエルにあるNRSポウルトリ社は、ゲノム編集技術を用いて雄になる卵だけを孵化させず、雌だけを誕生させる卵の生産を実現させた。しかし、この技術が大きな波紋をもたらすことになる。

これまで採卵鶏では、雄で誕生した鶏の雛は、基本的にすべて殺処分されてきた。これがアニマルウェルフェアに反すると批判される中、ドイツでは2022年1月1日より、雄の雛の殺処分が禁止された。同社はこの殺処分問題をクリアするためにゲノム編集技術を用い、鳥類が持つ独特の染色体であるZ染色体を操作して雄の雛だけ孵化しないようにした。このことが、欧州で雄の雛の殺処分禁止を拡大する流れを作り出そうとしている。

しかしこの鶏の開発は同時に、ヨーロッパでのゲノム編集食品の動きに、影響しかねないものになった。というのは、この卵はヨーロッパに輸出される可能性が高いからだ。欧州委員会はこの卵も口実の一つに、ゲノム編集食品について、リスク評価も表示もないまま流通を認める動きを見せている。この卵を産む鶏には、ゲノム編集に用いた遺伝子が残っていない、というのがその理由である。

日本でも、鶏の開発が活発だ。いま注目されているのが、広島大学とキユーピー社が共同で開発している、低アレルゲン卵を産む鶏である。すでに開発され、その卵を用いて国立病院機構・相模原病院で臨床試験を行っている。開発したのはアレルゲンのオボムコイドができない卵を産む鶏である。しかし、その他のアレルゲンをなくしているわけではない。

また徳島にあるベンチャー企業セツロテック社の研究者が徳島大学の研究者と共同で、鳥類の雄と雌の眼の色を変える技術を開発している。鶏を孵化前に性別判定でき、雄の雛を処分しなくて済むとしている。

このように、世界的にゲノム編集食品の開発は進められており、開発が成功したという事例に関しては、華々しく宣伝されるケースが多い。資金を調達するのが主な目的のようだ。現在のところ、ほとんどの国や地域でゲノム編集作物や動物に規制がないため、実際に市場化されたものかどうか分からないケースが大半だ。開発に成功したという事例はよく聞かれるが、しかし実際に市場に出て成功したという話を聞くことは、まだ日本以外にはほとんどない。

第3章――「ゲノム編集」という言葉の魔術

何度も聞かされた呪文の言葉

ゲノム編集食品が登場した時、さまざまな分野から「遺伝子組み換えとは違う」という言葉を、呪文のごとく何度も繰り返し聞かされた。世界に先駆けて、イノベーション戦略を掲げていた安倍政権は、2018年6月15日に「統合イノベーション戦略」を閣議決定して、ゲノム編集技術を強力に推進することを打ち出した。それを受けて省庁が動き出し、まず環境省が翌7月に、追って厚労省が9月に、いち早く「ゲノム編集技術推進」のために審議会を設定して、ほとんど審議を行うことなく、ゲノム編集技術の扱いについて、その年度内に「規制なしで推進する」ことを決めてしまった。通常ならば、数年かけて審議して決定すべき内容を、1年もかけず決定してしまったのだ。

環境省、厚労省の審議会は、あらかじめ決められた路線に沿って議論を進め、決定していった。そこには「ゲノム編集は遺伝子組み換えとは違う」という言葉の魔術があった。遺伝子組み換え食品のように、環境影響評価や食品の安全審査など、法的規制を行うと「悪者」に見られ、表示を行ってしまえば消費者は買わないため売れないからだ、という認識があった。ゲノム編集と遺伝子組み換えの違いを強調する最大の理由は、規制させないためである。

では本当に、遺伝子組み換えと異なるかというと、ほとんど異なっていない。同じように遺伝子を操作するものであり、操作の仕方も同じである。欧米の環境保護団体などは遺伝子組み換え生物のことを「GMO」といい、ゲノム編集技術などの新しく登場してきた遺伝子操作生物を「ニューGMO」といい、基本は同じであることを強調している。

遺伝子組み換えとゲノム編集の基本は同じ

遺伝子組み換えでは、さまざまな種類の遺伝子を導入するが、ゲノム編集で入れる遺伝子もほとんど変わらず、遺伝子組み換え技術の一つにすぎない。では何が違うのか。遺伝子組み換えでは、新たな遺伝子を導入してその生物がそれまで持っていなかった性格を加えるところにある。例えば、カーネーションには青い色がない。青色色素を作り出す遺伝子がないからである。サントリーは、そのカーネーションに、ペチュニアの青色色素を作る遺伝子を導入して、これまで自然界には存在しなかった「青いカーネーション」を作成した。これが典型的な遺伝子組み換えである。

それに対してゲノム編集は、目的とする場所でDNAを切断する遺伝子を導入する。遺伝子を導入する方法はまったく同じだ。導入した遺伝子が、新たな性質をもたらすのではなく、目的とする場所でDNAを切断して特定の遺伝子を壊す。それがゲノム編集である。

遺伝子組み換えは、その生命体がそれまで持っていなかった新たな性格をもたらすのに対して、ゲノム編集は目的とする遺伝子を壊して、その生物が持っている、特定の性質をなくすのである。いわば片方は性質をプラスする方法であり、片方は性質をマイナスする方法だ。

この遺伝子を壊す技術は、以前は、遺伝子組み換え技術を用いて行われていたが、極めて複雑な操作が必要だった。特定の遺伝子を壊すことを「ノックアウト」といい、前述したが1980年代からノックアウトマウスが作られてきた。当初、遺伝子組み換え技術を用いた場合、操作できる生物はマウスしか作られていなかった。目的は、特定の遺伝子を壊すことで病気や障害を意図的に作り出し、その治療薬や治療法を開発するためだった。ゲノム編集技術の発達によって、これが容易になり、マウス以外のあらゆる生物での操作が可能になったのだ。つまりこの技術は、もともと意図的に病気や障害をもたらす技術なのである。

このように遺伝子組み換えは、新品種開発の手段として登場したが、ゲノム編集は病気や障害を意図的に作り出す手段として登場した。その点で、大きな違いがある。

遺伝子とは？　ゲノムとは？

ではいったい遺伝子とは何で、ゲノムとは何だろうか。遺伝子は生命の設計図とよくいわれているが、その本体はほとんどの生物に共通で、ＤＮＡ（デオキシリボ核酸）と呼ばれるものである。そのＤＮＡは二本鎖で、その鎖の上に4種類の塩基が並んでいる。その塩基の並び方に従って、特定のアミノ酸が指定され、並べられていく。そのアミノ酸がつながったものがたんぱく質である。

そのたんぱく質を作り出す単位を遺伝子という。例えば人間には2万強の遺伝子がある。そのため遺伝子組み換えで何が起きるかというと、他の生物のたんぱく質が生体の中で作られることになる。

遺伝子には、もう一つの大きな役割がある。遺伝子という言葉にもなっている、次の世代、さらにその次の世代へと、コピーを作り出していくことだ。これはよく自己複製というのだが、これには二つの意味がある。一つは次々と細胞を複製していくことである。人間の場合、たった一つの受精卵から、30兆強もの細胞から成り立つ体全体を形成していく。体を作り上げるだけでなく、日々、血液やホルモンなど新たな細胞を作り出して生命活動を支えている。もう一つは、親から子へ、子から孫へというように世代を超えて受け継がれていくことを指す。このことが遺伝子という言葉の由来にもなっている。

すべてのＤＮＡをゲノムという。遺伝子がたんぱく質を作り出していく単位なのに対して、ゲノムはすべてのＤＮＡのことであり、そのためすべての遺伝子を指すことにもなる。遺伝子組み換えは、一つから数個の遺伝子を導入して、その生物の性質を変えるのに対して、ゲノム編集は、すべての遺伝子が対象で、その中で標的とする遺伝子を壊すことで、生物の性質を変えることである。すべての遺伝子を対象としているという意味で、ゲノム編集は遺伝子組み換えに比べて、はるかにスケールの大きな遺伝子操作であり、本来ならば、遺伝子組み換えより厳しく規制すべきだ。しかし、ゲノム編集は遺伝子組み換えとは違うという言葉の魔術は現在、規制させないことを目的に使われているのである。

遺伝子は、ＤＮＡという化学物質だが、単なる物質ではない。「生命の基本」である。研究者は、化学物質であることを強調して、実験・開発を進めてきた。生命を物質として扱ってきたのである。このような生命の粗雑な扱い方に、根本的な問題点が潜んでいるといえる。

遺伝子組み換え食品が登場

ここで遺伝子組み換え食品の現状について見ていこう。現在、遺伝子組み換え食品として流通している作物は、トウモロコシ、大豆、ナタネ、綿の4種類である。1994年に米国で日持ちトマトが、世界で最初の遺伝子組み換え食品として栽培され、ピューレなどに加工されて販売されたが、すぐに消えてしまった。そのトマトでの遺伝子組み換えがもたらす性質は、日持ちをよくすることであった。しかし、日持ちをよくするために熟す酵素の産生を抑えたため、美味しくなくて評判が悪く、わずか2年間で消えてしまったのだ。

遺伝子組み換え作物の本格的な栽培が始まったのが1996年で、トウモロコシ、大豆、綿、ジャガイモの4作物だった。その中でジャガイモはすぐに消えてしまった。代わりに栽培されるようになるのがナタネだった。ジャガイモ以外の作物に共通しているのは、最も多く作られている食品が食用油であり、油の搾りかすも含めて、その多くが家畜用飼料になっていることだった。

少し補足して説明すると、いま作付けされ販売されている遺伝子組み換え作物の大半は特定の農薬を売るためのものである。遺伝子組み換えがもたらす性質としては、除草剤耐性と殺虫性だった。これらの作物を開発したのが、米国モンサント社などの農薬企業で、いずれも自社の農薬にかかわる作物だった。除草剤耐性作物は、ラウンドアップなどのように植物をすべて枯らす除草剤に耐性をもたらす遺伝子を入れて開発した。ラウンドアップをかけるとすべての植物が枯れてしまうが、それに耐性をもたらす遺伝子を入れた作物は、ラウンドアップをかけても枯れないため、無差別にラウンドアップをかけることで作物以外の除草ができ、省力効果が期待できるとして、栽培面積を増やしてきた。そのためこの作物は、除草剤とセットで販売されてきた。農薬メーカーにとって大きなメリットがある作物である。

もう一方の殺虫性作物は、害虫抵抗性作物という名で販売されてきた。Ｂｔ菌という殺虫毒素を持つ細菌から取り出した殺虫毒素（Ｂｔ毒素）を作る遺伝子を取り出し、作物に入れたのだ。このＢｔ菌は生物農薬として販売されている。このＢｔ毒素を作る遺伝子は、作物の細胞の全体で作られるため、虫が作物をかじると、殺虫毒素もかじることになる。その結果虫が死ぬため、殺虫剤をまかなくてすむことから、これまた省力効果が期待できるとして栽培面積を増やしてきた。

その後、この除草剤耐性と殺虫性を組み合わせた「スタック品種」が増えており、２０１９年の段階で見ると、この組み合わせた品種が最も多くなっている。

しかし、除草剤耐性作物では、除草剤で枯れない雑草が増え、殺虫性作物では殺虫毒素で死なない害虫が増え、省力効果が著しく低下していき、徐々に栽培面積は減少に転じてきた。また、これまで食経験がない、除草剤耐性の物質や殺虫毒素をも食することになる理由から、食の安全性が大きな問題になったのである。

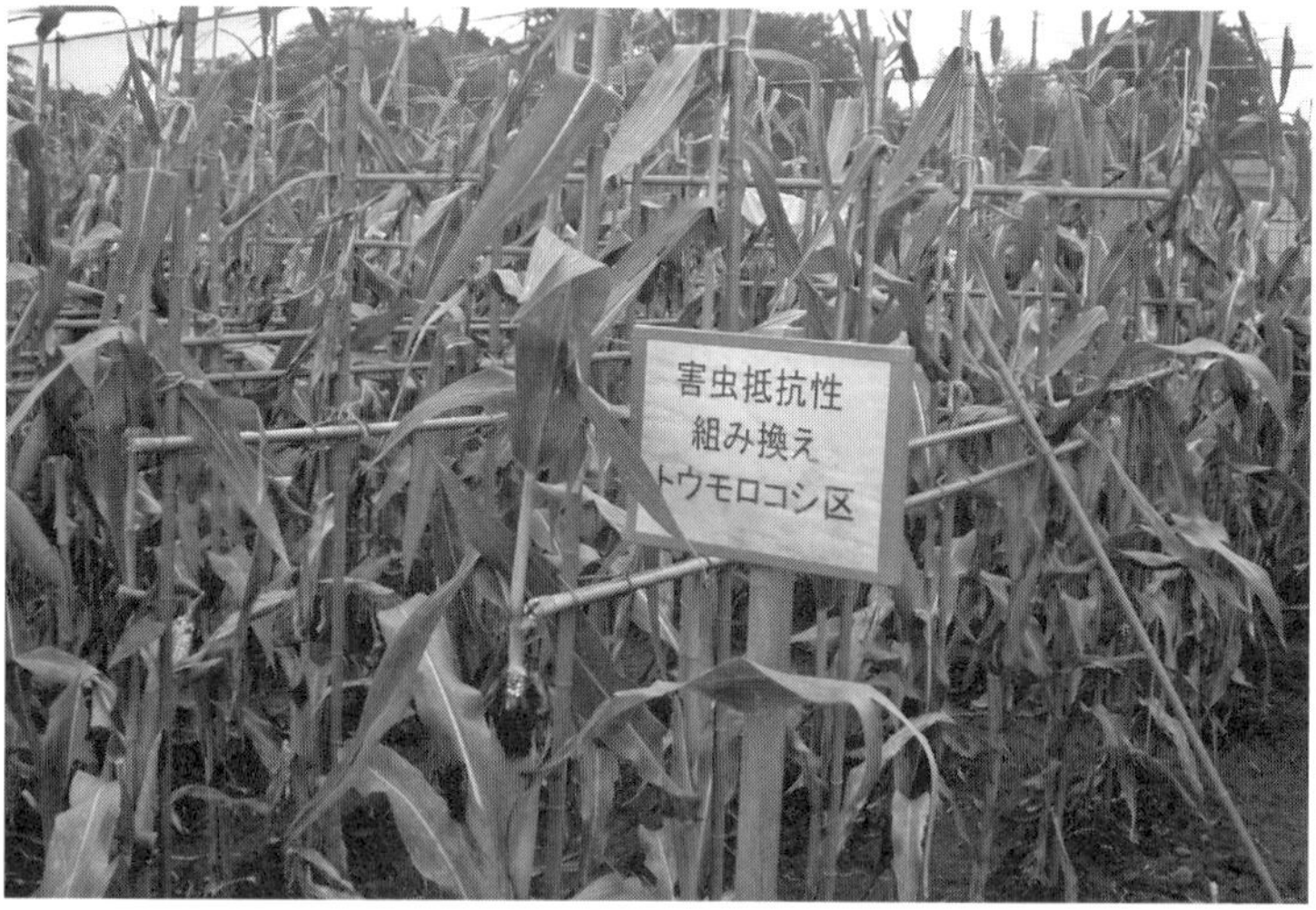

殺虫性トウモロコシ（旧日本モンサント圃場にて）

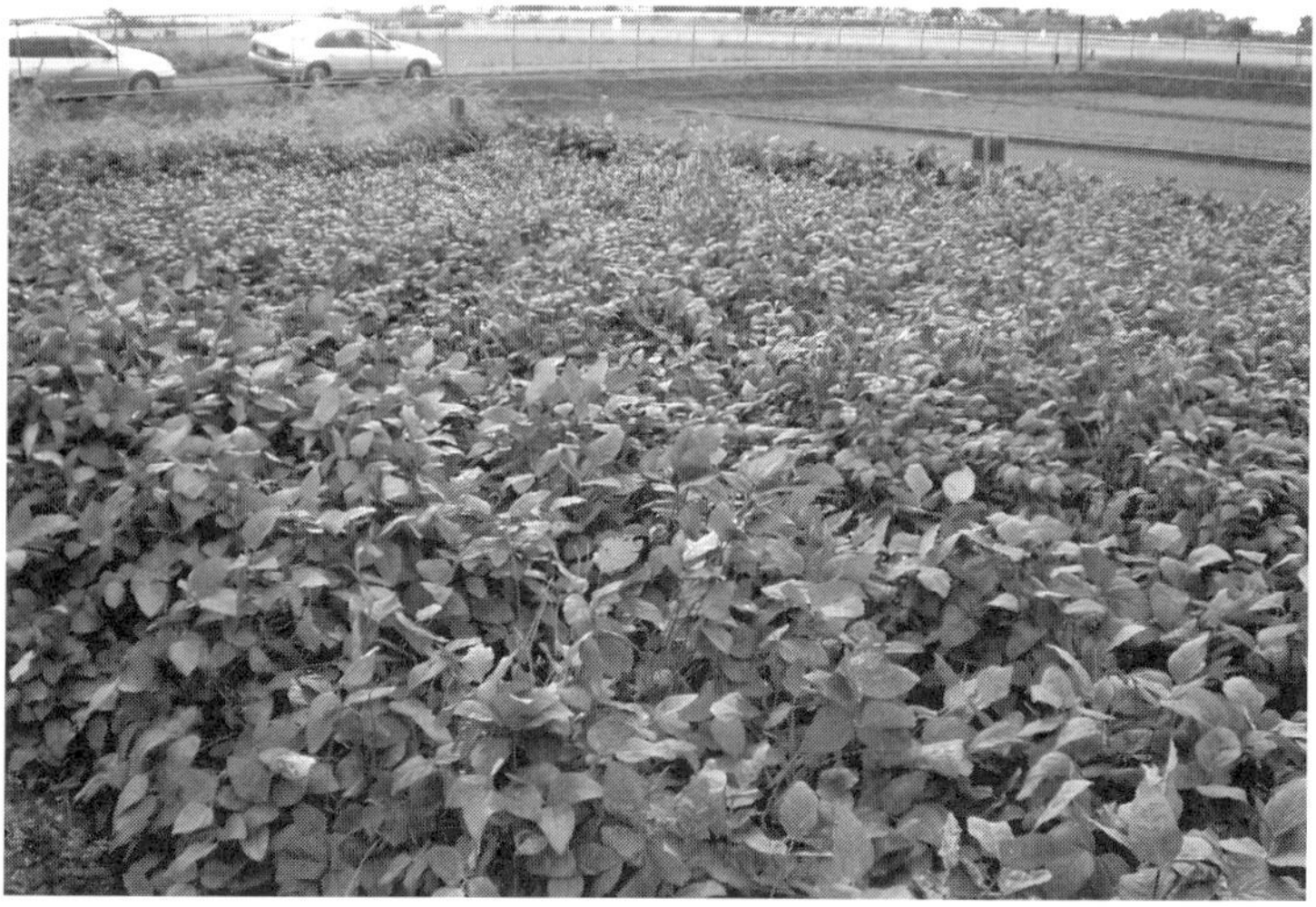

除草剤耐性大豆（旧日本モンサント社の圃場）

ゲノム編集食品が登場

その後、２０１３年にゲノム編集を容易にした「CRISPR-Cas9《クリスパー・キャスナイン》」という技術が開発された。これを開発したのは、カリフォルニア大学バークレー校のジェニファー・ダウドナとマックスプランク研究所のエマニュエル・シャルパンティエという２人の女性科学者で、２人はこの開発で、後にノーベル賞を受賞している。ゲノム編集技術自体は、１９９０年代に、すでに開発されていた。しかし、複雑な操作が必要だったことから、当時は応用が進まなかった。それが「CRISPR-Cas9」の登場で操作が容易になったことから、すぐに応用が始まったのである。

ゲノム編集食品が最初に登場したのは、米国だった。米国で先行して栽培され、流通した作物は、除草剤耐性ナタネと高オレイン酸大豆であった。それを手がけたサイバス社とカリクスト社が大きく失敗したのは第1章で述べた通りだ。

最初、米国でスタートしたゲノム編集食品だったが、うまくいかなかったのに取って代わって推進を図ったのが、日本のベンチャー企業であり、世界がまだ様子見状態にあるにもかかわらず、先行していくのである。その日本でも、一方で作物や魚などで種類を増やしているものの、他方で消費者は受け入れておらず、政府の後押しを受けて推進する企業と、安全性に不安を持つ消費者の間でせめぎ合いが起きているのである。

第4章——巧妙になった推進側のやり方

最初、遺伝子組み換え食品は表示されていなかった

遺伝子組み換えやゲノム編集食品を推進する企業側が、もっとも警戒し、また恐れているのが食品表示である。消費者が表示を見て、不安がある食品を避けるからだ。そのため推進する企業は、これまでも消費者が避けそうな食品に関しては、絶え間なく、政府に対して食品表示制度を改正させて、消費者に分からないようにしてきた。

市場に出てきたばかりの遺伝子組み換え食品について、米国モンサント社や米国政府は、当初から表示をさせまいと日本政府に強く働きかけ、消費者向けにも宣伝を強めていた。この攻勢はすさまじいものがあった。その根拠になったのが、1993年にOECD（経済協力開発機構）が打ち出した、遺伝子組み換え食品の安全性評価の考え方である。それが「実質的同等性」だった。当時、農水省の担当者などと話していると、この考え方によるものと思われる発言が必ず登場してきた。代表的なものが「遺伝子組み換えトマトも通常のトマトも同じトマトです」という答えだった。いまのゲノム編集作物に関する日本政府の対応と同じである。

米国政府などへの配慮を優先し、この考え方に基づいて、日本政府は当初、遺伝子組み換え食品の流通を表示なしでスタートさせた。しかし、そのことが日本中で「遺伝子組み換え食品表示を求める」運動の拡大をもたらしたのである。当時、BSE（狂牛病）が人間に感染することが明らかになったばかりで、食の安全への関心が極めて強い時期でもあった。そして日本消費者連盟を中心に作られた遺伝子組み換え食品いらない！キャンペーン（以下、キャンペーン）を軸に、この問題への取り組みが始まったのである。

全国の自治体の3分の1強が決議をあげる

1990年代に始まったこの食品表示制度を求める運動では、農水大臣・厚生大臣（当時）に直接提出する署名運動とともに、自治体の議会への働きかけが行われていった。当時、食品表示を担っていたのは、農水省（JAS法）と厚生省（食品衛生法）の二つの省だった。キャンペーンとともにこの運動を全国で進めたのが、生協の組合員だ。自治体への働きかけは、都道府県議会、市町村議会など、それぞれの住民が地元の自治体の議会に働きかけ、国に対して食品表示を求める決議をあげさせていくものだった。

その結果、多くの自治体が「遺伝子組み換え食品の表示を求める意見書」を採択し、農水省や厚生省、国会などに提出していったのである。トップを切って決議をあげたのが、東京都だった。農林水産大臣あてに表示を求める地方議会からの意見書数は1078通（99年1月14日まで把握）、厚生大臣あての地方議会からの意見書数は１２２４通（99年1月19日まで把握）に達した。全国の自治体の３分の１強が提出したことになる。その他にも消費者団体、自治体首長、農業委員会から提出したケースもある（農水省の数字は品質課より、厚生省は食品保健課より聞き取り）。

同時に集めていた署名では、キャンペーンが発行していたニュースの１９９８年４月28日発行第14号で、２００万を超えたとされている。この市民側からの強い圧力が、農水・厚生両省を動かし遺伝子組み換え食品表示制度をもたらした。さらにこの表示制度に続いて、環境影響評価ではカルタヘナ法（「遺伝子組換え生物等の使用等の規制による生物の多様性の確保に関する法」）による法的規制をもたらし、安全性評価も食品衛生法に基づく法的規制をもたらしたのである。

消費者庁が誕生して、表示制度の改悪が進む

消費者の知る権利、選ぶ権利としての食品表示を求める運動が、これほどまでに全国化したケースは、それまでなかった。その成果で、やっとスタートした遺伝子組み換え食品表示制度だったが、米国政府や多国籍企業からは、絶え間なく表示をなくそうとする圧力が続いた。その圧力が、消費者庁の誕生後に発揮される。そして食品表示が同庁の管轄になり、食品表示法が施行されるとともに功を奏し始めるのである。だが、その食品表示を消費者に分からない方向で変更する動きは、遺伝子組み換えだけではなかった。

２００９年に消費者庁が発足し、従来、農水省のＪＡＳ法、厚労省の食品衛生法、健康増進法な

どに分かれていた食品表示制度を、同庁が一元管理することになった。それとともに食品表示法が2015年に施行された。同時に、細かく表示のルールを定めた食品表示基準が作られ、2017年4月から施行された。食品表示制度は、事実上、この食品表示基準によって詳細が決められていった。

この法施行と基準策定と並行して、これまでの表示制度を見直すことになった。もっとも見直しの要望が大きかった原料原産地表示、食品添加物表示、遺伝子組み換え表示の三つが俎上に載ったのである。しかし、この見直しは、消費者の要望とはうらはらに業界に配慮し、消費者の知る権利を奪うものだった。

このような変更が、なぜ俎上に載ったのだろうか。その背景には、2012年末に誕生した第二次安倍政権が進めてきた「企業が最も活躍しやすい国づくり」があった。この政策は、菅・岸田政権でも受け継がれている。企業が活躍できるためには、企業に有利になるように食品表示を変更することが早道だとしたのである。そして進められたのが、原料原産地表示、遺伝子組み換え表示、食品添加物表示の変更だった。

本来、食品表示は食の安全を守るために、消費者の知る権利、選ぶ権利を守るためにあるはずだ。この消費者の権利は、1962年にケネディ米大統領によって提唱されたものだ。同大統領は「消費者が安全である権利、知らされる権利、選択できる権利、意見を反映させる権利」の四つの権利を提唱した。この権利はさらに、健康な環境を求める権利などが加わり、国際消費者機構（CI）によって1980年に確立した。その消費者の権利を保障するための一つが食品表示であ

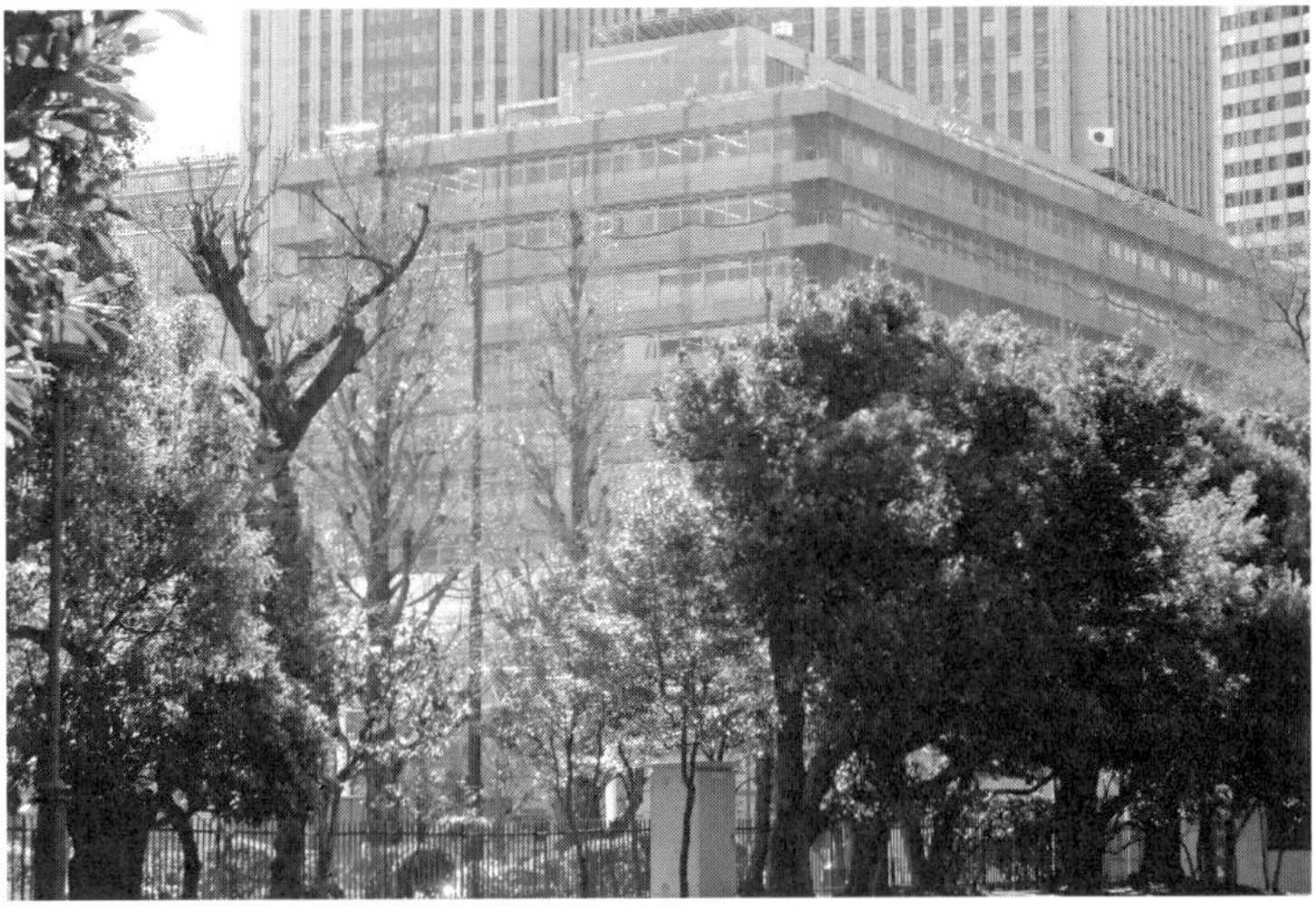

消費者庁の入った合同庁舎第4号館

る。しかし、それが企業活動の阻害物になった際には変更しても構わないという考え方に変わったのだ。それは消費者の権利が奪われていくことを意味する。

最初から分かり難かった食品表示

２０２３年4月から、豆腐やおからなどの大豆食品の多くにあった「遺伝子組み換えでない」「遺伝子組み換え大豆不使用」などの表示が相次いで消えてしまった。消費者庁が、これらの表示に制限を加えたからだ。遺伝子組み換え表示は、最初から分かり難かったが、これによりさらに分かり難くなったのである。

従来の遺伝子組み換え食品制度も、極めて分かり難く、大きな問題を持っていた。そこから見ていこう。２００１年4月1日から遺伝子組み換え食品の表示制度が始まった。しかし、この表示制度は消費者が望んだものからは遠かった。消費者に配慮したEUの表示制度と比べてみると分かりやすい。第一にEUではすべての食品に表示を義務付けた。それに比べて日本では、遺伝子組み換えがもたらすたんぱく質が検出できない食品は、表示しなくてよいとした。そのため、遺伝子組み換え食品の代表格である食用油をはじめ、ほとんどの食品が表示をしなくてもよくなったのである。それでも豆腐や納豆、味噌などいくつかの食品が表示の対象になり、それらのメーカーが遺伝子組み換え大豆などの使用を避けたため、スーパーの棚に「遺伝子組み換えでない」「遺伝子組み換え大豆不使用」などの表示が並ぶことになった。

第二に、意図せざる混入率をどこまで認めるかという点で、EUは0・9％以下とした。日本は5％以下とした。5％まで混入していても「遺伝子組み換えでない」と表示できるようにしたのである。また5％を超えた場合でも「遺伝子組み換え不分別」と表示すればよいのである。この表示では消費者は選び難い。

さらに日本では表示の対象が、上位3品目までと限定された。食品表示は使われる量が多い順番で並んでおり、3番目までの原材料のみが表示の対象となった。EUはすべてを対象としたため、わずかしか使われていない原材料や食品添加物も表示の対象となった。

遺伝子組み換え表示が消えていく

消費者庁が、遺伝子組み換え食品表示、食品添加物表示、原料原産地表示の変更を検討することにした際、消費者団体は、これで分かりやすい表示になると思った。遺伝子組み換え食品表示では、ＥＵと同じか、それに近い制度に改正されることを期待した。２０１7年度に1年かけて、改正を目指す検討会が開催された。しかし、そこでの議論では、ＥＵ並みの表示制度への変更は見向きもされなかったのだ。

検討会での議論は膠着状態が続き、このままでは表示制度に変更はないと見られた。ところが最終の段階で突如、消費者庁が思いもかけない提案をしてきた。それが遺伝子組み換え原料が０％混入のもの以外は「遺伝子組み換えではない」「遺伝子組み換え不使用」などと表示ができないようにする、というものだった。

この変更の何が問題なのか。それは輸入作物が多い日本の現状から、意図しない微量な混入は避けられず、良心的なメーカーの食品でも０％はほとんどあり得ない点にある。事実、消費者団体の調査で、国産大豆１００％使用の豆腐を検査した際に、遺伝子組み換え大豆の存在を示す陽性反応が起きた。本来、日本では遺伝子組み換え大豆が作られていない以上、陽性反応が出るはずがなかった。なぜ反応が出たのか。その豆腐店では、米国から輸入した非遺伝子組み換えの大豆を用いた豆腐も作っていた。米国産大豆には遺伝子組み換え大豆が混入しているため、必ず陽性反応が出る。その米国産大豆を使用した豆腐と同じラインを用いて製造していたため、残渣《ざんさ》があり、国産大豆に入り込んできたのだった。

この消費者庁の提起は、むしろ「遺伝子組み換えでない」「遺伝子組み換え大豆不使用」などの表示を困難にする。意図しない遺伝子組み換え大豆がわずかでも混入していれば、消費者庁の指導

大豆製品の遺伝子組み換え表示の変化
（豆腐、納豆、味噌、油揚げなど）

	2023年2月			2023年5月		
	国産大豆	輸入大豆	計	国産大豆	輸入大豆	計
遺伝子組み換えでない	53	18	71（40.0%）	15	4	19（16.2%）
遺伝子組み換え混入防止管理済	6	25	31（17.4%）	11	26	37（31.6%）
分別生産流通管理済	9	29	38（21.3%）	10	27	37（31.6%）
遺伝子組み換え不分別	0	0	0（0%）	0	0	0（0%）
表示なし	24	14	38（21.3%）	11	13	24（20.5%）
計	92	86	178	47	70	117

（遺伝子組み換え食品いらない！キャンペーンによる調査）

が入ることになるからだ。豆腐メーカーなどは表示違反を恐れ、自社製品から「遺伝子組み換えではない」表示を消し始めたのである。従来から、多国籍農薬企業や大手食品企業は、「遺伝子組み換え不使用表示」をなくすことを希望していた。食品にこの「不使用」表示があると「遺伝子組み換え食品が悪者に見える」と主張していたのである。その意向にそった変更だった。

さらに消費者庁は、これまで遺伝子組み換えでないと表示できた5%以下の表示に関して、「分別生産流通管理済」という表示を示した。しかし、これでは何の表示か分からないと評判が悪く、抗議が相次いだ。それにより消費者庁は、新たに「遺伝子組み換え混入防止管理済」という表示を新たに提案したのである。

こうして遺伝子組み換え表示は、遺伝子組み換えでない（0%）、遺伝子組み換え混入防止管理済あるいは分別生産流通管理済（微量〜5%）、遺伝子組み換え不分別（5％以上）の表示制度となったのである。以前から指摘されてきた分かりづらいという問題点はすべて変更されなかったのだ。

この表示制度を変更した前と後に、店頭の食品を調査した。その結果、以前は豆腐などほとんどの大豆製品で「遺伝子組み換え不使用」と表示されていたが、変更直前の２０２３年2月の段階においてすでに40・０％と大きく減少していた。さらに4月1日に変更が施行された後の翌5月の段階では16・２％と大幅に減少していた。代わりに増えたのが、遺伝子組み換え混入防止管理済と分別生産流通管理済という表示だった。

最初から検討もされなかったゲノム編集食品表示

遺伝子組み換え食品の表示が分かり難く変更されたが、他方、ゲノム編集食品に関しては、最初から表示は検討もされなかった。すでに述べたように、ゲノム編集食品は遺伝子組み換え食品とまったく変わらないものであるにもかかわらず、通常の食品と同様に扱われているのである。すでにゲノム編集トマトが広くスーパーに並び始めている。ゲノム編集魚のネット販売も大々的に行われており、ゲノム編集食品の販売が進んでいる。しかし、ほとんどの消費者が、ゲノム編集食品だと気が付かないようになっている。トマトを見ると、ほとんど分からないような小さな文字で書かれているだけである。マダイやフグといった魚は「22世紀フグ」などのキャッチフレーズで販売しており、ゲノム編集ということが分かり難くなっている。消費者は、食品表示から選べない仕組みなのである。

消費者庁の、業界に配慮して消費者からそっぽを向く姿勢は、一貫して変わりない。消費者庁が誕生した際、初めて消費者のための庁ができたと評価は高かった。しかし、一連の動きから実際は企業のほうを向き、消費者のほうを向いていないことがよく分かる。

第5章 ―― 政府がゲノム編集食品をごり押しする理由

なぜ、ゲノム編集食品をごり押しするのか？

日本政府は経済成長を優先し、その柱にハイテク化を据えている。そのハイテク化の中心に位置しているのがＡＩ（人工知能）とバイオテクノロジーである。これらの技術を推進するため、世界に先駆けてゲノム編集食品の開発や市場化に取り組んできた。推進というより、むしろごり押しといったほうがよい状況である。その背景には、日本の食料生産のハイテク化と食料安全保障（以下、食料安保）という二つの問題が交差している。

政府は、ここにきて急速に食料安保の取り組みを強化している。食料安保は、戦時などの非常時の食料確保を想定したものである。軍事、経済、エネルギーと並び、安全保障政策の中で大きな位置を占めているが、日本はその低い自給率から、アキレス腱にもなってきた問題でもある。

農水省は２０２３年12月に「食料安全保障強化政策大綱」をまとめた。並行して緊急事態食料安全保障指針に関するシミュレーションの本格的な演習を実施した。戦時などの緊急事態を想定して食料をどう確保するかを、実際に試してみたものである。同シミュレーションは２０１５年から始まり、2021年に「早期注意段階」が新設され、それを踏まえて本格的な演習が行われたのだ。

さらには1973年に起きたオイルショックに対処するために作られ、休眠状態にあった国民生活安定緊急措置法まで活用し始めた。それまで同法が指定した対象は、家庭用灯油、プロパンガス、ちり紙、トイレットペーパーで、いずれも1974年のオイルショック時に品薄になった製品ばかりであり、指定はすぐに解除されている。この法律の特徴は、緊急事態に対応する際に国に強い権限を与えているところにある。その強化された権限を利用するのが目的である。

その一連の取り組みの総仕上げが、2022年9月に提起され、国会に提出、2024年5月29日に成立した、改正「食料・農業・農村基本法」である。戦争ができる国作りは、私たちの身近な食卓にまで忍び寄りつつあるといえる。

新自由主義からの転換

なぜ、緊急事態での食料確保を急いでいるのか。なぜゲノム編集食品などのハイテク化を急ぐのか。そこにはロシア軍によるウクライナ侵略で起きた状況が大きく反映されている。これまで新自由主義経済の下で進んだ、「安いところから買う」という政策が、大きな転換を迫られた。その原因が、輸入先の不安定化である。

これまでの食料は海外に依存するという政策が、極めて複雑化したサプライチェーンをもたらしてきた。例えばインドネシアで養殖された魚がベトナムに行き骨が取られ、中国に行き加工され、日本でお弁当になるというように。原料も途中の加工国もよく分からないものが増え続けた。そのため、ウクライナで起きているような事態が生じると、そのサプライチェーンが断たれ、突然、食料が不足する事態が生じることが示されたからだ。

その一つの例を肥料に見ることができる。経済安全保障法を施行するにあたり、特定重要物資分野が提示された。その中で農水省は肥料原料を挙げた。化学肥料は、窒素、リン酸、カリの3要素から成り立つ。窒素の原料の尿素は、その37％を中国に依存していたが、2021年10月15日からほぼ全面輸入停止の状態が続いている。リン酸の原料のリン酸アンモニウムも、90％を中国に依存してきたが、やはり輸入停止の状態が続いている。カリの原料の塩化カリウムの場合、26％をロシアとベラルーシに依存してきたが、この2カ国からの輸入も全面停止の状態になっている。肥料がなければ食料生産ができず、食料生産ができなければ戦争を行うことなどできないという考え方が強まっていくのである。

国家安全保障戦略では、盛んに同志国・同盟国という言葉が出てくる。食料確保の柱としては、自給率を増やすとともに、輸入先の安定化を図ろうという考え方のほうが強い。ロシア、中国、北朝鮮などの国々には依存せず、同志国・同盟国から購入するようにしようという考えである。サプライチェーンを同志国・同盟国に限定して依存しようということだ。

構造転換の柱は企業化・ハイテク化

食料自給率を増やすという名目で農漁業が大きく変わりつつある。実質的には農家、農業の切り捨てともいえる状況が作られつつある。いったいどういうことなのか見ていこう。

農村ではＡＩやドローンを活用するために農地の大規模化が進められ、都会のビルの中も含めて各地に植物工場が作られている。農業よりも大きな変化にさらされているのが漁業である。スマート養殖という名で、ＡＩなどを駆使した大規模な陸上養殖化が進められ、事業の主体が、漁師から企業へと移ってきている。しかも、ＮＴＴや電力会社のような大企業が参入してきているのである。

このような日本の農林水産業の転換点をもたらしたきっかけは、２０１３年に安倍政権が打ち出した「日本再興戦略」だった。その成長戦略の中で、それまで新自由主義経済推進の下で一貫して「食料は海外から買えばいい」としてきた政策が変更され、「攻めの農林水産業」が打ち出された。この時に「民間の力を活用した6次産業化」という言葉が登場した。6次産業化とは、1次産業を2次、3次産業も併せ持つ産業にすることから、1と2と3をかけ合わせて、このような名前が付けられた。1次産業の主体を民間企業に移行させること、それとともに1次産業に民間投資を喚起させるという意図が含まれていた。

ではどうするか。農水省は国内資源の活用を前面に掲げているが、農地は減り続けており、農業人口も大幅に減少、高齢化が進み、展望は見えない。これは農水省のこれまでの政策がもたらした結果だ。しかし同省は、これからもこの路線を変更するつもりはないように見える。ではどのように食料自給率を増やそうというのだろうか。

食料生産での構造転換の柱は、企業化、工場生産化、ハイテク化である。農水省が打ち出した「みどりの食料システム戦略」が、その方向をよく示している。まず示しているのが、従来の家族経営を主体とした農業から、大企業が行うハイテクを駆使した「スマート農業」や大規模植物工場への転換である。そして、そこで使われる技術に、遺伝子組み換えやゲノム編集技術が必要だという考え方だ。この考え方には多くの問題があるが、まずは国の戦略の内容を見ていこう。

作物の品種の改良は、従来の交雑による開発から、遺伝子レベルの解析とそれによる開発が目指されている。例えば高速フェノミクスによるスーパー品種の開発が挙げられている。高速フェノミクスとは、植物を現象面から見て、遺伝子との関係を高速で解析する方法だ。その解析があれば、遺伝子組み換え、ゲノム編集による品種の改良は容易である。特にいまは、ゲノム編集技術での改良が活発化しており、遺伝子操作の精度も向上している。ゲノム編集食品は、食料安保の中心に位置付けられているのである。

化学農薬に代わるものとしては、植物免疫プライミングやRNA農薬が挙げられている。植物免疫プライミングとは、微量な農薬を脂質ナノ粒子で植物体内に運ばせ免疫システムを誘発する方法である。脂質ナノ粒子とRNAの組み合わせは、先行してメッセンジャーRNA・ワクチンという形で人間に応用されている。

RNA農薬は、RNA干渉法という遺伝子の働きを阻害する方法である。すでに味の素の研究グループがＲＮＡ農薬の量産形態を確立したとして、事業化に向けて農薬企業との連携に動き始めている。いまＲＮＡ利用が増えてきている。その一つが、このＲＮＡ農薬である。この問題点については後ほど詳しく述べることとする。

化学肥料に代わるものとしては、下水汚泥などから作る代替肥料と並んでバイオスティミュラント開発・推進が挙げられている。これは、生体に刺激を与える資材で、根を強くするなど不良環境への耐性を強める方法である。

そして新たな分野では、代替たんぱく質というフードテックの開発が挙げられている。現在のところ代替肉・昆虫食・培養肉の開発が進んでいる。今後、食料生産の大きな切り札として期待されている分野である。先行して開発が進められているシンガポールやイスラエルでは、すでに市場化が進んでいる。しかし、大規模な工場で細胞を培養して作る食肉、昆虫を大量に養殖して乾燥・粉末化する食料など、このようなものを食べものというのであろうか。政府は挙げてこのフードテック推進の姿勢を示し、安全性評価や食品表示で規制を極めて緩やかにする方針で検討が進められている。これについても後ほど詳しく述べることにする。

漁業の陸上養殖化・ハイテク化

漁業も、これまで中心になって取り組んできた、家族経営の沿岸漁民ではなく、大企業が運営する陸上養殖に代わってきている。水産庁は、漁業法の大幅改正を進め、２０１８年12月８日に新漁業法（漁業法等の一部を改正するなどの法律）が成立、2020年12月1日に施行された。水産庁はこの法律に基づき「規制緩和と企業による投資と操業の自由化」を打ち出し、企業参入による大型陸上養殖の推進に邁進することになった。これは事実上、ゲノム編集魚推進と従来の漁民切り捨て政策である。

その陸上養殖は設備の建設や維持でコストがかかり、効率化を図る必要があることから、AIを用いたスマート養殖と成長を早めるゲノム編集魚の開発を積極的に支援する仕組み作りが始まったのだ。2019年7月に水産庁は養殖業成長産業化推進協議会を立ち上げ、翌年（魚）、翌々年（貝類・藻類）と相次いで養殖業成長産業化総合戦略を策定している。2020年4月には養殖事業性評価ガイドラインを作成し、陸上養殖に取り組む企業への投資や融資を促している。さらに陸上養殖は漁業権の対象外にし、届け出だけで立地できるようにした。政府の視線は企業にしかなく、実際にいま漁業を生業としている沿岸漁民の人たちは無視、あるいは軽視され続けているのである。その先にあるものは、私たちの食卓から自然の恵みである新鮮な魚がどんどん失われてしまうことを意味する。

こうして水産庁は、大型陸上養殖に合ったゲノム編集魚の登場を促してきた。

全国沿岸漁民連絡協議会（二平章事務局長）によると、日本の漁業経営体の9割以上が地域に根差した小規模家族経営の沿岸漁民だという。政府はその漁民を切り捨て、大企業とベンチャー企業が組んで取り組む大規模陸上養殖及び、それに見合ったゲノム編集魚の開発を促進している。このまま進むと、そのように開発され、養殖された魚が、まずは外食産業から導入され、その後私たちの食卓に登場することになり、私たちが食べる魚を異常な工業製品に変えることになりかねない。

食料安保は食料や飼料の国産化、自給率の向上を掲げているが、それは農家や農業を大事にするというものではない。日本政府は戦後一貫して家族経営が担ってきた農業を切り捨てる政策を行ってきた。その切り捨て政策遂行に変更はない。代わりに登場しているのが大企業と先端技術である。その先頭にあるのが、ゲノム編集食品といっても差し支えないだろう。

第6章——「狂牛病」の反省がないまま、安全性の確認がないまま

日本でもBSEが発生した

1990年代に食の安全を脅かす大きな出来事が相次いだ。それがピークに達したのが、1996年のことだった。その年、米国を中心に遺伝子組み換え作物の栽培が本格的に始まり、日本への輸入が始まった。もう一つはBSE（狂牛病）が拡大し、それが食品を通して人間にも感染することが初めて判明した年でもあった。さらに加えると、同時期に環境ホルモンがクローズアップされた。食品を汚染した一部の化学物質が、ごく微量でもホルモンをかく乱して体に大きな影響をもたらすことが明らかになったのである。特に生殖にかかわるホルモンに影響して、次世代以降が作られにくくなる事態に、世界中が衝撃を受けた。このように相次いで食の安全をめぐる問題が明らかになったことで、消費者の食の安全への関心は否が応でも高まっていた。

その中で、食の安全に関して当時もっとも人々の関心を引いたのが、BSE問題だった。BSE自体は、英国を中心に1992年に感染牛が3万7316頭に達し、ピークを迎えていた。しかし、まだ牛肉などを通して人間に感染するかどうかは分からなかった。そのBSEが牛から人間に

感染することが分かったのが、1996年のことだった。

BSE（狂牛病）は、ウイルスでもない、細菌でもない、たんぱく質が異常な形になり感染性を持ち、脳を破壊するという、従来では考えられなかった感染症である。正式には伝達性牛海綿状脳症という。伝達性といういい方は、ウイルスのような微生物がもたらす感染性とは異なることから名付けられた。その異常なたんぱく質が脳に達し、脳をスポンジ（海綿）状にするという恐ろしい感染症である。感染後、長い潜伏期間を経て発病するが、発病すれば致死率は100％だ。発病した牛は、中枢神経が冒されるため運動失調が起き、よたよたと倒れるなどの異常な振る舞いをすることから「狂牛病」という名称が付けられた。しかし、牛は「狂っている」わけではない。もともと草食動物の牛に成長を早めることが目的で、同種である牛の肉骨粉を与えていたことが原因だった。自然の摂理に反する行為が、従来では考えられなかった病気をもたらしたのである。

もともと人間にも類似した病気としてクロイツフェルト・ヤコブ病がある。これはもともと遺伝性の疾患であり、感染症ではなかった。それでも臓器移植が始まり、脳の硬膜移植で感染するケースが登場した。そこに牛肉を食べると起きる感染症が発生したのだ。脳がスポンジ状に委縮していく不治の病であること、しかも感染牛を食べると感染することが、食の安全への関心を否が応にも高めたのである。

そのような状況にある2001年9月10日に、日本でも初めてBSE感染牛の確認が発表されたが、確認され発表された時点では、すでにその牛は処分されていた。

食品安全委員会が設置される

ついに日本でもＢＳＥが発生したということで、消費者はパニックに近い状態に追い込まれた。ジャーナリズムも大きく取り上げることになっていた。しかし、それを打ち消したのが、同時多発テロだった。その翌日の9月11日、ニューヨークの貿易センタービルに航空機が突入する場面を、日本でも同時中継するという事態が発生した。ＢＳＥは報道されなくなってしまった。米国ブッシュ政権による「テロとの戦い」のニュースが席巻し、ＢＳＥ問題は、いったんはジャーナリズムから消えかかったのである。

しかし、消費者の心に刻まれた食の安全に関する不信は、根深いものがあった。ＢＳＥは、できるだけ早く育てて市場に出そうとする効率至上主義がもたらした病気であり、プリオンというたんぱく質の異常が原因の感染症である。以前から、プリオンたんぱく質にかかわる遺伝子に異常があり、それが受け継がれて起きる遺伝的なＢＳＥもある。牛の場合、それを「孤発性ＢＳＥ」という。そのＢＳＥの牛が肉骨粉になって飼料に入り込むと、感染性のＢＳＥをもたらす。世界的に見ても、原因が分かってから対策が進み、ＢＳＥの発生件数は減少の一途をたどった。日本では２０１０年以降、ＢＳＥは発生していない。それは肉骨粉を飼料に混ぜないことと、異常なたんぱく質がたまりやすい「危険部位」を除去し続けているからである。しかし、世界では孤発性ＢＳＥはいまでも発生し続けており、２０２３年にも6件が確認されている。

このＢＳＥ問題に対する消費者の関心の高まりがきっかけになって、ＢＳＥ問題に関する調査検討委員会が設置された。この検討委員会の議論の中で、独立した食の安全を評価する機関の必要性が提起されたのである。そして２００３年7月1日に食品安全基本法が施行され、同日に食品安全委員会が発足したのだ。それほどまでにＢＳＥ問題の衝撃は大きかった。しかし、日本政府はこの食品安全委員会を、実質的に食の安全を守るような組織にしなかったのである。

ＢＳＥ問題に関する調査検討委員会は、欧州食品安全庁（ＥＦＳＡ）のように、食品安全委員会の設置を政府の外に置き、安全性を客観的に評価できるようにすべきだと提言していた。しかし、政府は結局、政府の中（内閣府）に設置したのである。最初から客観性を失った状態でスタートしたことで、この委員会は政府の意向を強く反映し、経済性を優先して食の安全審査を簡略化することになったのだ。そのことが今日に至るまで、食品安全行政の歪みをもたらしてきた。その歪みを最もよく物語っているのがゲノム編集食品で、政府の意向に従って安全審査が省略されてしまったことである。

企業の活動を優先したイノベーション戦略

遺伝子組み換え生物やゲノム編集生物など、遺伝子を操作する生物がもたらす食の安全に対する影響は大きなものがある。それをよく物語っているのが、このＢＳＥである。それ自体は、遺伝子操作による影響ではないが、その原因は草食動物に肉骨粉を食べさせたことだ。自然の摂理に反したり、捻じ曲げると、自然界は思いがけない副作用を起こす。それは生物が持つ奥行きの深さを物語っている。だからこそその安全性を評価して食の安全を守る規制が必要なのだ。しかし、日本政府は、自然の摂理を歪め、遺伝子を壊して意図的に障害や病気をもたらすゲノム編集食品に関して、規制を行わなかった。これはＢＳＥの経験を無視し、活かしていないといえる。

このように食の安全を軽視し、世界の先陣を切ってゲノム編集食品の市場化を認めてきた背景には、先にも述べたアベノミクスが掲げた「イノベーション戦略」がある。ハイテク分野で世界の先陣を切ることで、経済力を強化しようという戦略である。イノベーションの柱にＡＩなどと並びゲノム編集技術を据え、この技術に対する政府の対応を指示したのである。それは官邸から省庁に対して、暗に「ゲノム編集技術を推進するのだから規制はするな」という指示でもあったのだ。

それを受けて、さっそく各省庁が動き始めた。翌7月には、まず環境省がゲノム編集技術に対するカルタヘナ法（「遺伝子組み換え生物等の使用等の規制による生物の多様性の確保に関する法」）での対応の検討を開始した。さらに9月には厚労省が、ゲノム編集技術に対する食品衛生法での対応の検討を開始した。駆け足で、月に何度も審議会が開催されるという超スピードで検討が進められ、半年後には結論が出されたのである。

こうして２０１９年3月末に、ゲノム編集作物・食品は、基本的に規制しない方針が確定した。そして２０１９年10月1日にはゲノム編集作物の市場化が解禁され、トマトの市場化が始まるのだ。あっという間の出来事だった。ＢＳＥ問題への対応がきちんとされず、食の安全行政を軽視したことの顛末だったのである。

新型コロナワクチンがもたらした問題

ＢＳＥに関連して、思いがけない問題も明らかになってきた。それは新型コロナワクチンに関してである。ワクチン接種者の間で新型クロイツフェルト・ヤコブ病が増えたという事実である。この件に関しては京都大学名誉教授の福島雅典さんが報告している（文芸春秋２０２４年４月号）。それによると、このワクチンとの関係を報告したのはエイズウイルスを発見したことでノーベル賞を受賞したウイルス学者のリュック・モンタニエさんだという。同氏が亡くなる直前に発表した論文で、ワクチン接種後に発症した新型クロイツフェルト・ヤコブ病が多数にのぼっていることが指摘された。福島さんによると、日本でも感染者は報告されているという。モンタニエさんは、早くからワクチンに用いている新型コロナウイルスのスパイクたんぱく質の遺伝子に、プリオンと類似した配列があると指摘していたという。ちなみに、このワクチン由来の新型クロイツフェルト・ヤコブ病は、狂牛病の感染などと違い、接種後すぐに発症するという。牛に次いで、ワクチンがもたらした死に至る病の報告である。この新型コロナワクチンもまた、ｍＲＮＡの構造に変更を加えた、自然の摂理に反するものだ。

食品安全行政の実質的な不在

食の安全の問題に戻る。食の安全に関する法律には「食品安全基本法」と「食品衛生法」がある。遺伝子組み換え食品の安全性は、この仕組みの中で評価されている。以前は、食の安全は厚労省が担っていた。安全性評価は厚労省から食品安全委員会に諮問され、食品安全委員会で安全と評価されたものだけを、厚労省が認可する仕組みになっていた。その厚労省が諮問したもので、食品安全委員会が「ダメ」といった事例はほとんどない。その食品安全行政が、２０２４年４月１日に厚労省から消費者庁に移行した。いま食品表示も含めて、食品に関する行政はほぼ消費者庁に一本化された。

遺伝子組み換え飼料の安全性に関して担当しているのは農水省で、法律としては「飼料安全法」と「食品安全基本法」で規制されている。飼料そのものの安全性に関しては、農業資材審議会が家畜に対する安全性評価を行う。同時に、作物を飼料として食べた家畜の肉や牛乳、乳製品、卵などの人間への安全性に関しては、食品安全委員会に諮問し、同委員会が安全と評価されたものだけを、農水省が認可する仕組みになっている。これまた諮問されて「ダメ」といった事例はほとんどない。安全審査は形骸化しているのだ。

このように遺伝子組み換え食品の安全審査の仕組みは極めて緩やかで、とても安全を確認できるものではない。ＢＳＥ問題の衝撃と反省は、なんら活かされていないのである。

第7章――安易に遺伝子を操作することのこわさ

「神の領域」を侵犯する技術

遺伝子組み換え技術が初めて成功した時、生命の基本を操作することへの警戒感から「神の領域を侵犯する」と表現された。研究者の間でも、研究を進めたい人がいる一方で、これまで地球上になかった生物が地球の生態系に入り込んだ際に、何が起きるか分からない、という危機感を抱いた研究者も多かった。

当時ちょうどアポロ計画で、人類が初めて月に着陸し、月の石が持ち帰られ、世界中で展示会が開催されていた。その際、どのような生物がその石にいるか分からず、その生物が地球上に入り込み、人類を絶滅に追い込むかもしれないということで、厳重に管理されていた。このような災害を「バイオハザード」と呼んでいた。同じように遺伝子組み換えで作られた生物にも、人類を滅ぼしかねないとして、厳重な管理が求められた。このような危険性を避けるため、後に実験段階では各国で「遺伝子組み換え実験指針」が作られ、さらに実用化の時代を迎えると、国際条約の生物多様性条約の中で、規制が設定された。

さて、「神の領域を侵犯する」という言葉は、人間がこれ以上踏み込んではいけないところと、いい換えることができる。それが作物や家畜、魚にまで応用が広がり、食品となって日常的に食卓に登場するまでになっている。では、その食品になった際にどのような問題が起きるのだろうか。

遺伝子組み換え食品は、すでに1994年から登場し、1996年から大規模な栽培が始まり、その年から日本も輸入している。そして食の安全を脅かし始めたのである。最初は環境への影響も評価されず、食品としての安全性も評価されない状態で流通が始まった。これに対して怒ったのが消費者や環境保護団体だった。世界中で、批判が噴出したのだ。

そして流通を始めて4年後になって、やっと規制に向けた動きが作られたが、同時に、やっと安全性を評価するための動物実験が始まったのである。その安全性を見る実験で、異常が相次いだ。そのことをよく示したのが、2009年5月19日に発表された米国環境医学会の声明だ。神の領域への侵犯行為は、動物実験での異常となって示されていくのである。

米国環境医学会の警告

米国環境医学会は概略で、次のように述べている。

「いくつかの動物実験が示しているものは〝遺伝子組み換え食品と健康被害との間に関連があることを示しており〟〝遺伝子組み換え食品は、次のような毒性がある。アレルギーや免疫機能への影響、妊娠や出産に関する影響、代謝や生理学的、そして遺伝学的な分野で、深刻な健康への脅威となりえる〟と結論付けることができる。その上で、米国環境医学会は次のことを求める。遺伝子組み換え食品について即時に、長期安全試験を実施し、遺伝子組み換え食品には全面的に表示すべきである」

同学会は、1965年に設立された、環境問題と臨床医学を結んだ領域に取り組んでいる学会で、大気・食品・水などの汚染や生物化学兵器などが絡んだ病気を研究し、情報を提供してきた。この報告では、多数の動物実験の結果が引用されているが、それを大別すると三つのパターンに集約できる。いずれも複数の動物実験結果を受けたものである。

1、免疫機能への悪影響
2、子孫が減少したり、ひ弱になる影響
3、肝臓や腎臓など、解毒臓器の損傷

遺伝子組み換え食品を食べて、中長期的に免疫機能が脅かされると、病気やアレルギーになりやすくなる。子や孫、ひ孫の代で、数の減少が起き、ひ弱になるという実験結果が多く報告されたのだ。また重要な解毒臓器である肝臓や腎臓を傷害するケースも頻発しており、これらを合わせると、遺伝子組み換え食品が食べた人間の健康だけでなく、未来の世代にも悪影響をもたらすことを意味している。

そこで引用されているいくつかの論文を紹介しよう。その一つは1998年にロシア医科学アカデミー栄養学研究所が行った、遺伝子組み換えジャガイモを用いた実験で、ラットに異常が起きていた。実験に用いられたジャガイモは、モンサント社の殺虫性ジャガイモ「ニューリーフ」で、それを与えたラットの臓器や組織に損傷が生じていたのだ。しかも、この実験の結果は8年間隠されていた。ロシアのグリーンピース（国際環境ＮＧＯ）と消費者団体による長い法廷闘争によって、２００７年にようやく公開されたのである。

ニュージーランドの市民団体がまとめた報告書では、殺虫性綿を運ぶ労働者の皮膚が黒く変色したり、吹き出物や水膨れが生じる例が示された。インドでは、殺虫性綿を収穫した後の畑を利用した牧草地で生えている草や葉を食べた羊や山羊が死亡するケースが相次いだ。ドイツでも殺虫性トウモロコシを飼料としていた12頭の牛が死亡したことが報告された。米国では、殺虫性トウモロコシを与えた豚で、約80％も妊娠繁殖率が減少することが報告されている。あるいは殺虫性トウモロコシを与えると偽装妊娠が起き、やめると偽装妊娠がなくなるというケースも多かった。

オーストリア政府が支援しウィーン大学獣医学教授ユルゲン・ツェンテクらが行った動物実験では、モンサント社の除草剤耐性と殺虫性のトウモロコシをかけ合わせたものをラットに与える実験において、世代を受け継いだ繁殖試験で子孫に影響が出た。20週で４回出産させたところ3、４世代目で子孫の減少と体重の減少が見られたのである。

これらの実験で用いられた遺伝子組み換え食品は、そのほとんどが日本で食品や飼料として承認され、輸入されているものだ。米国環境医学会が指摘するように、遺伝子組み換え食品の即時流通停止を行い、安全性を全面的に見直す必要があるにもかかわらず、行われてこなかった。また消費者が選べるように、食品表示の抜本的な改正も必要だが、むしろ選び難いように改悪さえ行われているのが現状だ。

フランス・カーン大学の実験が示したこと

動物実験で最も有名になったのが、フランス・カーン大学の分子生物学で内分泌学者のジル・エリック・セラリーニなどの研究チームが、ラットを用いて行った動物実験で、遺伝子組み換え食品の危険性を改めて示すものとなった。この実験の特徴は、最初から結果が出るまで、映画「世界が食べられなくなる日」で、その過程が公開されている点にある。このようなケースは初めてであり、また客観的評価に耐えうるように、開発メーカーなどがかかわらない、独立した資金で行われた点も画期的だった。

動物実験は、モンサント社の除草剤耐性トウモロコシと、除草剤ラウンドアップを用いて行われた。ラットは10の集団、200匹（雄・雌100匹ずつ）が用いられた。通常の実験に比べて、大規模に行われた。しかも通常の実験が90日であるのに対して、2年間という長期にわたる実験が行われた点にも特徴がある。また、詳細に観察が行われ、検査項目も多かった。

この実験結果を簡略に述べると、雌と雄では寿命でも、腫瘍などでも健康被害の出方が異なっている点で特徴が見られた。遺伝子組み換えトウモロコシを食べさせたことで起きる早期死亡率では、雄はほとんど影響がなかったのに対して、雌は極めて高かったのである。しかしその死亡率を

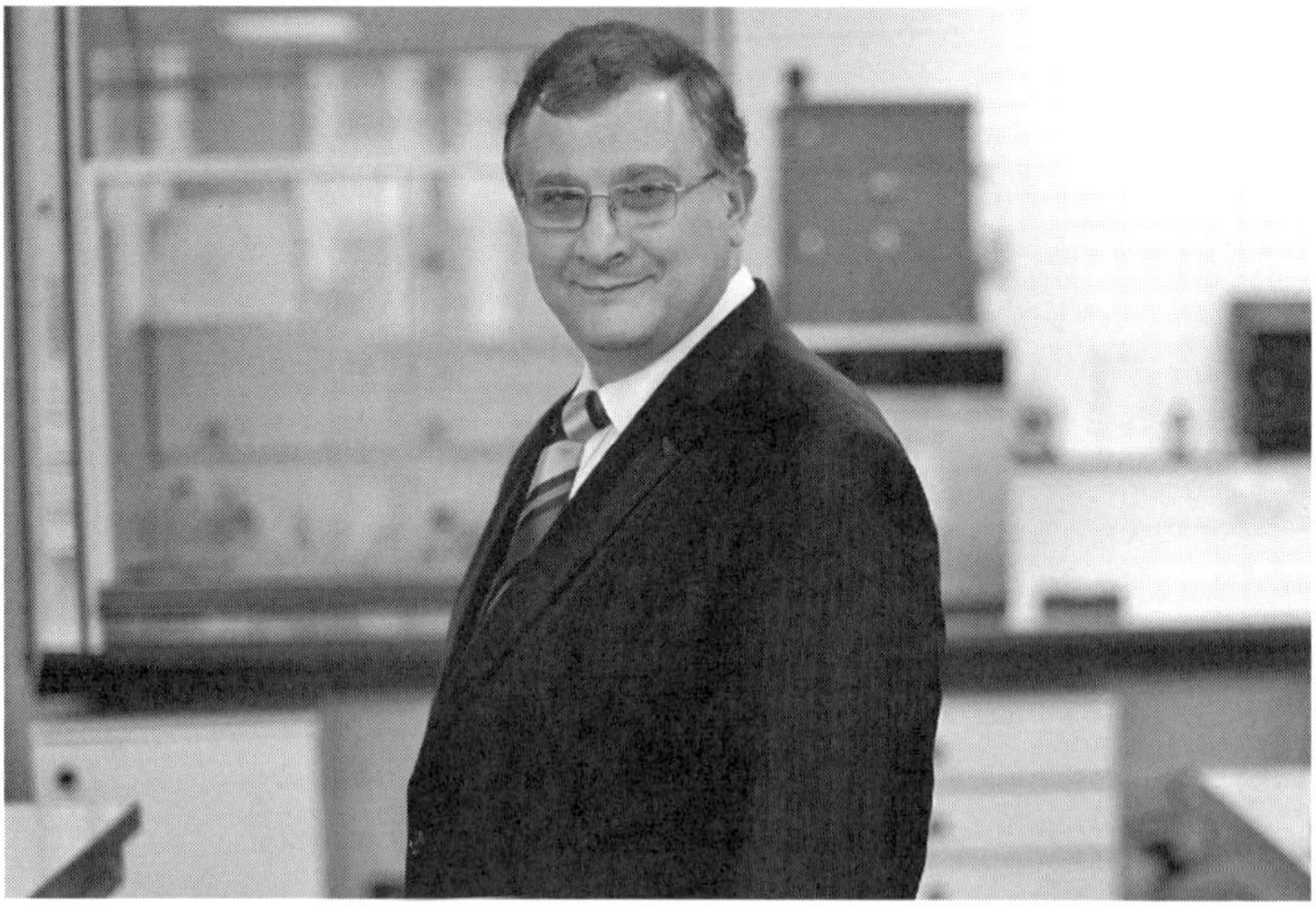

ジル・エリック・セラリーニ博士

よく見ると、雄でも自然死は少なくがんによる死亡が多かった。雌では、大きな腫瘍の発生率が高く、その大半が乳がんだった。雌では乳がん以外には、脳下垂体の異常が多かった。雄では肝機能障害と腎臓の肥大、皮膚がん、消化器系への影響が見られた。生化学的データでも、腎臓の異常を示す物質の増加が見られた。

このセラリーニなどが行った動物実験を掲載した論文は、最初、「食品と化学毒物学」（2012年9月）に掲載されたが、同誌がその掲載を取り消した。この論文掲載取り消しに直接つながると思われるのが、2013年初めに同誌の編集スタッフとして元モンサント社にいた科学者で、バイオテクノロジー業界と強いつながりのあるリチャード・E・グッドマンが入ったことである。加えて、論文掲載後に起きた、遺伝子組み換え推進派による徹底的な同誌攻撃も原因と考えられる。この経緯はフランスの「ル・モンド」紙が明らかにした。論文掲載が取り消されたことから、論文そのものを見ることができなくなったため、「環境科学・欧州」誌がこの論文を再掲載したのである。

ゲノム編集食品は安全審査がない

その他にもいくつかの動物実験で、遺伝子組み換え食品の危険性が示されている。かなり前に行われた実験だが、長い間隠されていたものがある。イタリアの研究者マヌエラ・マラテスタが2002年と2003年に2回行った動物実験である。マウスに遺伝子組み換え大豆を8か月間食べさせたところ、膵臓や肝臓、精巣に損傷が起きていた。しかし、マラテスタはベローナ大学を辞めさせられ、実験の継続が困難になってしまった。しかしその後、この実験はメキシコの研究者によってフォローされ、その結果が2008年に発表されたのだ。この新たな実験は、30日という短期の実験で、膵臓に損傷が起きるかどうかを見たものである。実験を行ったのはメキシコ政府食品研究機関（CIAD）の研究チームで、ラットは急性膵炎を起こしていたのである。

最近発表された動物実験例を紹介しよう。それはイランで行われたもので2024年秋に発表された。タブリーズ医科大学の研究者がラットを用いた研究で、遺伝子組み換え大豆油が肝臓や腎臓に悪影響を及ぼすという結果を発表した。実験を行ったのは同医科大学のホリー・タヘリらの研究チームで、ラットをそれぞれ6匹ずつ三つのグループに分け、90日間の食餌実験を行ったものだ。

三つのグループはそれぞれ、遺伝子組み換え大豆油を10％含む餌、通常の餌を与えた。餌は通常、動物実験で用いる標準的なものを用いている。実験結果の分析としては、血液の生化学的分析と、肝臓と腎臓で組織病理学的分析を含む解析が行われた。

その結果、遺伝子組み換え大豆油を与えた集団だけで異常が起きていた。肝臓の分析ではうっ血、壊死、胆管肥大など、いくつかの組織学的異常が起きていた。また腎臓の分析ではうっ血、出血、糸球体硬化が見つかった。他にもγグルタミントランスフェラーゼとインスリンのレベルが大幅に高くなっていた。尿素とトリグリセリドの数値も大幅に上昇していた。これらは腎不全と脂肪分解不全の兆候で、動脈硬化などの疾患につながる可能性がある。実験を行った研究者は、遺伝子組み換え食品のリスクを測るには長期的な影響を見る必要があり、さらなる研究が必要である旨を述べている。

このように遺伝子組み換え食品に関しては市場化されてから30年、さまざまな動物実験が行われ、その問題点が浮き彫りにされてきている。しかし、ゲノム編集食品では、まだ食品の安全性を評価する実験は行われていない。その理由は、「遺伝子組み換えとは異なるからだ」というのである。

第8章——作られた「正確」という神話

レプリコンワクチンに似た粗雑さ

すでに述べたように、ゲノム編集技術はＤＮＡを切断して遺伝子を壊す技術である。その際、正確に標的とする遺伝子を破壊することができると、当初からいわれてきた。繰り返し「正確」という言葉が使われてきた。

しかし実際には、正確に標的を壊すことはできても、それ以外の箇所も壊したり、切断箇所で大規模なＤＮＡの崩壊をもたらすなど、とても粗っぽい技術である。最近のバイオテクノロジーはとても粗っぽくなり、慎重さがまるでなくなってしまった。それを象徴するのが、新型コロナワクチンでのレプリコンワクチンの登場である。ゲノム編集技術では、ＤＮＡを切断するが、修復機能がないため、コントロールを失ってしまい、大規模な崩壊を起こしてしまう。レプリコンワクチンでは、メッセンジャーＲＮＡを増殖させる機能を持たせているが、それを止める機能を持たせていない。そのためいつまで増殖するか、分からないのである。

新型コロナワクチンで、初めて人間に接種するメッセンジャーＲＮＡ（ｍＲＮＡ）ワクチンが登場した。最初に登場したmRNAワクチンでは、大量のmRNAが脂質ナノ粒子に包まれて摂取された。しかし、このワクチンの効果はほとんどなく、多くの副反応による被害をもたらした。厚労省が発表した医療機関からの報告をまとめたものによると、死者は2122件、重篤者8750件、副反応の疑い3万6556件である（2023年7月30日）。この数字はあくまでも報告されたものだけだ。

そのmRNAワクチンの改造版であるレプリコンワクチンの接種が始まった。わずかな量のmRNAを接種して、細胞内でそのmRNAを増殖させ、効果を拡大・継続させるワクチンである。そもそもなぜmRNAワクチンがこれほどまでに被害をもたらしたかというと、ワクチン効果を無理矢理長続きさせるため、通常、mRNAに帽子のような構造からキャップ構造といわれるものをかぶせ、効果を長続きさせたことが考えられる。mRNAはDNAの情報を受け継ぎ、その情報を基にたんぱく質が作り出される。情報のつなぎ屋の役割であるため、そのため役割が終わるとすぐに分解される。分解されないと生命の活動に混乱が起きる。それを分解されないように変更したことで、有害な働きを行う可能性を強めたのである。

レプリコンワクチンでは、消えないどころか、さらにmRNAを増やす酵素遺伝子を用いて長期間増え続けるようにした。このことは生命の仕組みに反する行為をいっそう強めたものである。そして、さらに大きな問題として指摘できるのが、その増殖させる遺伝子の働きを止める機能がないということだ。コントロールを失ったmRNAは、暴走する危険性を持っているにもかかわらず、後は野となれ山となれという技術なのである。

ゲノム編集技術は、ガイドRNAという案内役と切断する酵素遺伝子の組み合わせであり、切断後に修復をもたらす遺伝子がない。これもまた後は野となれ山となれなのだ。繰り返すが、最近のバイオテクノロジーは、極めて粗雑になっている。経済性を優先し、安全性を軽視しているとしか思えないのである。

ゲノム編集技術の研究者から「ゲノム編集技術は人間に応用できるような精密な技術ではない」という言葉がしばしば聞かれる。当然のことだ。もし正確であれば、医療への適用も進むはずである。人間への応用には、もちろん倫理的な問題もあるが、正確さがないと適用できない。失敗すると後戻りができないからだ。

ゲノム編集技術は、けっして新しい技術ではない。CRISPR-Cas9は、この技術の第三世代である。第一世代は1996年に登場したジンクフィンガー・ヌクレアーゼ法だ。第二世代は2010年に登場したターレン法である。しかし、いずれも応用を行うのがとても難しかった。2012年にダウドナとシャルパンティエによってCRISPR-Cas9が開発され、方法が単純化した。この単純さが、応用の広がりをもたらした。しかし、極めて単純であるため、粗雑でもあった。

オフターゲットが起きやすい

ゲノム編集技術で指摘された問題点の一つに、前述したオフターゲットと呼ばれる、想定外の箇所の切断がある。ゲノム編集技術では莫大な数にのぼるDNAの文字配列の中から、1か所か、あるいはせいぜい数か所を切断することになるのだが、これが至難の業なのだ。そのためには大量の遺伝子切断カセットを導入しなければならない。遺伝子切断カセットとは、切断箇所への案内役である「ガイドRNA」と、DNAを2本鎖ごと切断するハサミの役割を果たす「制限酵素」を作り出す遺伝子の二つの組み合わせのことだ。その切断カセットが想定外の箇所を切断することを、オフターゲットという。このオフターゲットはゲノム編集技術にとっては宿命ともいえるものである。

この二つの組み合わせでは、正確な遺伝子操作はできない。その理由を見ていこう。オフターゲットはなぜ起きるのか。繰り返すが、ゲノム編集は、DNAを切断して標的とする遺伝子を壊す技術である。百科事典約5000冊分の膨大な文字数のDNAの中から標的とする遺伝子を壊すためには数百万から数千万という大量の遺伝子を壊す「DNA切断カセット」を投入しなければならない。その膨大な量の切断カセットが、類似した箇所を次々に切断することになる。つまり、正確に標的だけを切断・破壊することなど不可能なのだ。

もう一つの理由として、案内役がガイドRNAということがある。切断する箇所はDNAで、案内役はRNAである。DNAとRNAでは微妙に異なる。そのため案内するところを間違え、類似した箇所を切断してしまう可能性が高いのである。これを免れることはできない。想定外のDNAを切断して遺伝子を壊した際に、生命維持のためにとても大事な遺伝子を壊す可能性もあるのだ。

染色体破砕《はさい》が起きやすい

ゲノム編集技術のもう一つの問題点として、DNAを切断するが修復は自然任せという、粗っぽさがある。DNAは2本鎖になっており、通常はそのうちの1本が傷付くと、相方がそれを補修する。例えば放射線でDNAが傷付いても、多くの場合1本が傷付くだけだ。そうすると相補うもう1本が修復してくれる。しかし、2本鎖がぶつ切りにされるとどうなるのか。通常の修復機能は起きず、DNAを削っていき、糊しろを作り出して修復を図るのである。

ゲノム編集技術は自然修復にゆだねられている。自然修復する際、ぶつ切りのままでは修復できないので、そのための糊しろを作らないといけない。つまり、DNAを1本鎖ずつ削り取っていく作業が必要になる。DNAを削り取ることで、そこにある遺伝子は確実に壊れるが、修復が自然任せであるため、そこで何が起きるか分からない。

最も起きやすいのが、切断箇所でDNAが大きく崩れる「染色体破砕」だ。大きく崩れた場合、その箇所にあるさまざまな遺伝子が壊される危険性が指摘されている。オフターゲットと染色体破砕は、この技術が抱える大きな問題点である。

イスラエルのワイツマン科学研究所のアビバ・サマックらが、この染色体破砕を研究した。ゲノム編集トマトなどを用い、これまで調べられてこなかった、植物での染色体の壊れ方を調べたのだ。その結果、染色体の大きな断片の喪失だけでなく、全体の喪失もあり、配列が変わることも見

られたという。（bioRxiv 2023/5/22）

複数の遺伝子の働きを壊す

まだまだ問題は山積である。オフターゲット以外にも、標的とする遺伝子を壊した際に、同時に複数の遺伝子を壊す可能性が高い。それは一つの遺伝子が一つのたんぱく質を作るのではないからだ。長い間、人間は遺伝子の数が少なくとも10万はあると見られていた。それは作られるたんぱく質の種類から逆算してのものだった。その後、遺伝子の数は2万強しかないことが明らかになっていく。意外と少ないことが分かったのである。一つの遺伝子が、複数のたんぱく質の合成にかかわっている。そのため一つの遺伝子を壊すことが、複数の機能を壊すことにつながるのである。

一つの遺伝子が多数の機能に関係していることが分かっている例として、例えばリージョナルフィッシュ社が開発した異常に早く太るフグやヒラメでは、食欲抑制に関連する遺伝子であるレプチン受容体遺伝子を壊している。この遺伝子を壊すと、食欲を抑えることができなくなり、どんどん食べるため、成長が早まる。そのように改造した魚である。しかし、それだけではない。このレプチン受容体遺伝子が壊れると魚では胚（受精卵）の発生、肝臓、血糖値の調節、行動などに異常をきたす。レプチンは体のエネルギー代謝にかかわる遺伝子のため、さまざまな病気を引き起こし、体に脂肪をためやすくするのである。また心臓のミトコンドリアの数が減り、行動能力が阻害されてしまう。このように一つの遺伝子を壊すことで、さまざまな影響が出ることが分かっている。分かりやすくいうと、ゲノム編集された魚は予想できない機能障害を持つ異常な魚の可能性が高いということだ。

当初、ゲノム編集は正確に特定の遺伝子を壊す、といわれていた。しかし、予想以上に粗っぽい技術であり、以上に挙げたような現象が、ゲノム編集された生命体に大きな負担を強いるとともに、食品となった際に、毒性をもたらしたり、アレルゲンをもたらしたり、食品として成り立たないものだったり、安全性に影響するものなのである。

問題山積のゲノム編集食品

遺伝子組み換え作物が商業的にうまくいかず、それに代わり企業が期待しているのが、このゲノム編集作物だが、すでに見てきたように、けっしてうまくいっているとはいえない。アルゼンチンのアグロバイオテクノロジー研究所のニコラス・アユブらが、なぜゲノム編集作物が思ったように開発が進まないのかを指摘している。それによると従来の遺伝子組み換え作物の場合、

1、除草剤耐性や殺虫性といった遺伝的に単純な形質をもたらすため、植物に組み込むのが容易で安価だった

2、しかもトウモロコシなどの商品化が進みやすい量産作物に安定的に組み込めるため、コスト削減ができた

3、優性形質であることから確実に子孫に受け継がせることができた

しかし、ゲノム編集作物は、この三つの性質をもたらせることが難しく、それが広がらない理由だと指摘した。

このように問題が山積のゲノム編集食品だが、日本においてのみ恐るべきスピードで開発が進み、市場化が進められている。しかもエピゲノム編集技術を用いた高温耐性ヒラメのように、新たなゲノム編集技術を用いた開発も進められている。このエピゲノム編集については後ほど詳しく述べる。それにしても、日本のゲノム編集食品の市場化の早さは異常としかいいようがない。

第2部

骨抜きにされた食の安全基準

第9章――遺伝子操作から50年で何が分かったか

遺伝子組み換え実験が始まる

遺伝子組み換え技術が容易になり、登場したのが1974年である。それから半世紀が経過した。この50年で何が変わったのか、あるいは変わらなかったのか。

いまや生命操作は、遺伝子組み換え食品のようなDNA操作にとどまらず、メッセンジャーRNAワクチンのようなRNA操作が活発化、ゲノム編集の応用も進んでいる。越えてはいけない一線を越えてコントロール不能な領域に踏み込み、巨大事故に匹敵する惨事をもたらしかねない状況にある。それはちょうど、原爆開発が理論物理学の世界から、実際に原子炉を建設しウラン濃縮を開始し、原爆を作り上げ、理論から実践への転換が進んだ時と似ている。それによって人類は大変な脅威にさらされることになったのである。

生命操作が分子生物学など、学問や理論から、実践の時代へと移行したのは1973年、スタンフォード大学のスタンリー・ノーマン・コーエンとカリフォルニア大学のハーバート・ボイヤーの二人によって行われた遺伝子組み換え実験の成功からである。それまでは基礎研究の時代が続いていた。その基礎研究の中心に位置していた理論が、分子生物学だ。

この分子生物学は、第二次世界大戦時のマンハッタン計画に端を発している。当時物理学者など多くの研究者が、この原爆開発のプロジェクトに従事した。それらの研究者にとって、戦争の終了は目標の喪失でもあった。その時、研究者が注目したのが、エルヴィン・シュレジンガーの『生命とは何か?』(岩波文庫)だった。DNAが二重らせん構造であることを解析したフランシス・クリックをはじめ、多くの物理学者が、生命現象を物理学の言葉で解こうとしてこの分野に参入、分子生物学が誕生した。

その後、DNAの構造解析が進み、二重らせんモデルが確立、DNAの情報に基づいてたんぱく質が作られていく仕組みが明らかにされ、遺伝暗号が解読されていった。基礎研究から応用への道を切り開いたのが、遺伝子組み換え技術の登場だった。生命の解読から操作への移行である。しかもそれは、生命の根源である遺伝子を操作する技術の登場だった。

生命体そのものが付加価値の高い商品をもたらす可能性が出てきた。しかし、この技術は、生命の根源である遺伝子を操作することから、その是非をめぐって科学者はもとより、一般市民を巻き込んだ激しい論争が起こったのである。

「人間が神の領域にまで入り込んだ」として、どこまで生命の操作は許されるかという、生命倫理をめぐって議論が沸騰する一方で、これまで自然界にはない新しい生物が誕生するため、コントロールを失うと人類が絶滅する危険もある、という安全面からの論争が起きた。生命の基本を操作する技術の誕生により、生命倫理や生物災害(バイオハザード)が本格的に問われる時代に入ったといえる。

アシロマ会議を経て実験開始へ

遺伝子組み換え実験成功のニュースは、世界中を駆けめぐった。それに対して、実験を一時停止すべきであるという声明が発表されるのである。1974年7月26日付『サイエンス』誌に、全米研究協議会ライフサイエンス部会の提言が掲載された。その中心になってまとめたスタンフォード大学のポール・バーグの名前をとって「バーグ声明」と呼ばれたこの提言は、遺伝子組み換え技術は潜在的な危険性が考えられることから、有意義な実験といえども一時的に停止すべきである、そして全世界の関連する科学者が集まり、この潜在的な危険性に対する方策を検討すべきである、というものだった。この「バーグ声明」を受けて1975年に各国から科学者が米国カリフォルニア州のアシロマに集まり、歴史的な「アシロマ会議」が開かれた。

この会議は、遺伝子組み換え実験に関して、「封じ込め」の原則を定め、二つの封じ込めの方針を打ち出した。一つは、実験の設備・施設に基準を設けて扱う生物が外に洩れ出ないようにしようというもので、これを「物理的封じ込め」といった。もう一つは、もし遺伝子を組み換えた生物が外に洩れ出たとしても、環境中で生き延びられない生物を使うべきだというもので、これを「生物学的封じ込め」といった。この封じ込めの原則は、今日まで受け継がれてきている。

このアシロマ会議が打ち出した「封じ込め」の原則に基づいて、米国NIH（国立衛生研究所）

が１９７６年に実験指針（ガイドライン）を作成した。そのＮＩＨの指針を模範にして、日本やヨーロッパなどで、それぞれ独自の実験指針が作られていき、遺伝子組み換え実験が始まったのである。

実験指針が作られた直後から、研究者の間では、「規制が厳しすぎる、もっと自由に実験ができるようにして欲しい」という声が強まっていった。その声が頂点に達したのが、１９７７年６月に米国マサチューセッツ州ファルマスで開かれた会議でのことだった。「遺伝子組み換え実験で考えられていた潜在的な危険性は誇張されたものである」という意見が噴出した。前年に実験指針ができて、実験はまだ始まったばかりのことである。この会議の翌日、米国健康・福祉・教育省が設置したＲＡＣ（組み換えＤＮＡ諮問委員会）が早くも指針の緩和を打ち出した。そのＲＡＣの提案を受けて、ＮＩＨが緩和案をまとめた。このように早くもバーグ声明の精神はつぶされてしまったのである。それでもアシロマ会議が打ち出した「封じ込め」の原則は残った。

遺伝子組み換え作物がもたらす花粉飛散、交雑・混入

その封じ込めの原則が効力を持たない事態が次にやってきた。遺伝子組み換え作物の登場である。作物は、野外で栽培されることが前提であり、封じ込めの原則が適用できなくなったのだ。これまで自然になかった改造生物が野外に出ることで、その改造生物自体が異常に増えたり、花粉を飛散させ、交雑を起こして遺伝子汚染や新しい生物を誕生させたり、他の生物を押し退けたり、駆

逐し、異常に増殖したりして、生態系に大きな影響が出ることが懸念された。

さらに栽培だけでなく輸送などの際に、交雑・混入を引き起こす可能性が高いことも問題だった。実際、この危惧していた交雑・混入問題が後に頻発するようになる。その一つが2000年に起きた「スターリンク事件」だった。アレルギーを引き起こす危険性があるとして米国でも承認されていなかった遺伝子組み換えトウモロコシが世界中に出回ってしまっていたのである。最初に見つけたのは日本の市民団体、遺伝子組み換え食品いらない！キャンペーンだった。同団体は当時、さまざまな食品に遺伝子組み換え作物の混入が起きていないか、検査活動を行っていた。その検査の中で、この危険なトウモロコシの混入を発見したのである。5月には飼料から、10月には食品から検出された。後にヨーロッパなどの国でも、さまざまな種類の遺伝子組み換え作物の交雑・混入事件が見つかっていくのである。

生物多様性条約が成立・批准される

作物を野外で栽培する試験が始まり、環境放出の段階になり、世界的に環境行政がかかわるようになった。また、実際に作物の流通が始まり、国際間の移動が始まると、国際的な規制の枠組みが求められるようになった。そこで作られたのが、生物多様性条約に基づくカルタヘナ議定書である。

生物多様性条約は1992年にブラジルで開かれた環境と開発に関する国連会議、いわゆる「地球サミット」において157カ国の署名で成立した。別名リオ・サミットと呼ばれたこの会議では、二つの国際条約が成立した。温暖化対策を求めた気候変動枠組み条約と、熱帯雨林保護などの自然保護を求めた生物多様性条約である。この会議では同時に、環境及び開発に関するリオ宣言と、実際の行動計画であるアジェンダ21が採択された。リオ宣言は、前文と27の原則から成り立っているが、その第15原則が予防原則（Precautionary Approach）で、これはとても重要な原則である。環境問題は「結果が分かってから対処しても手遅れになる」ケースがほとんどだからだ。

アジェンダ21は、５００ページに及ぶ行動計画（40の計画分野）だ。その中の15番目の行動計画に「生物多様性の保全」が、16番目の行動計画に「バイオテクノロジーの環境上健全な管理」が示された。この行動計画に基づいて、遺伝子組み換え生物の規制が話し合われることになったのである。

生物多様性条約は主に、熱帯雨林の破壊を守るなど自然保護を目的に作られた条約だ。発展途上国が、この条約を用いて生物資源の保護を掲げたため、米国は「生物から得られた知的所有権が守られなくなる」として、この条約成立に徹底的に反対し続け、いまだに批准していないのである。生物資源とは医薬品などをもたらす有用な生物のことだ。どういうことかというと、先進国の企業が資源国である途上国に出かけ、そこで見つけた生物から医薬品などを開発し特許権を取得し、資源国に売り込むという事態が頻発していた。

カルタヘナ議定書と国内法制定

この生物多様性条約の第19条で「バイオセーフティ議定書」作りが盛り込まれた。その議定書をめぐる議論が、主にコロンビアの都市カルタヘナで行われたことから、後にカルタヘナ議定書と呼ばれるようになる。このカルタヘナ議定書が、２０００年1月29日の特別締約国会議で採択され、締結国が一定数以上になり２００３年6月13日に発効した。日本は２００３年11月21日にやっと締結した。

この議定書は、遺伝子組み換え作物が拡散することで、生態系に影響が出たり、さらに微生物や家畜、魚などで遺伝子組み換えが進んでいることから、生態系に悪影響が出る可能性が強まったとして、その改造生物から生態系を守るために作られたのである。しかし、当初から遺伝子組み換え技術を推進したい先進国と、生物多様性への影響を懸念する環境保護団体との間で対立が繰り返されてきた。また発展途上国の多くは、先進国からいかに資金を引き出すかに苦心し、肝心の規制が進んでこなかった。それを象徴するのが、ゲノム編集技術の規制が進まないことである。

この議定書では、遺伝子組み換え作物などの国際間移動に対して、事前に被害を予防する原則の確立、第三世界・資源国の利益保護、各国で環境への影響でどれだけ危険があるのかの評価を法律にすることなどが柱に据えられた。採択された議定書に基づいて、各国で法律が作られていった。議定書を批准しない米国とは対照的に、ＥＵは２００２年6月25日に、カルタヘナ議定書を締結、同議定書が求めたEU域内法を、極めて厳しい内容で施行した。日本政府も、同議定書の締結を閣議決定したが、カルタヘナ国内法を２００４年2月19日に、欧州とは逆に極めて緩やかな内容で施行した。

同じ性格の法律であるにもかかわらず、日本とEUでは、中身はまったく違ったものになってしまったのだ。EU域内法が持つ最大の特徴は、「予防原則」が徹底している点にある。疑わしい場合は市民や環境の保護を優先する内容である。しかも「人の健康に対する危険も考慮すべきである」とも書かれている。それに対して日本の国内法は、予防原則は採用せず、科学主義と呼ばれる、結果が分かってから対処するしくみであり、しかも人間への影響についてはまったく触れられていない。

カルタヘナ国内法の問題点

このように日本のカルタヘナ国内法は、さまざまな問題点を持ってスタートしたのである。遺伝子組み換え作物は、栽培を行う際に、カルタヘナ国内法に基づいて、あらかじめ「生物多様性に影響なし」と評価し、承認を得なければいけなくなったものの、それが実効性を伴わないものだった。環境を守る上で大切な予防原則を、輸入規制に用いる可能性ありとして、最初から制限したのである。さらには評価の対象から農作物を外してしまった。また、昆虫や鳥といった動物の評価の範囲を限定し、これも評価の対象から外してしまった。その結果、事実上、野生植物だけが対象になった。その野生植物も外来種を対象から外してしまったのだ。外来種の定義を「明治維新（1868年）以降」としたため、例えば遺伝子組み換え大豆で評価の対象になっているのは、ツルマメだけである。そのためツルマメへの影響を評価して、遺伝子組み換え大豆がツルマメの生存を脅かすものでなければ「生物多様性への影響はない」とされてしまったのである。

カルタヘナ国内法の内容があまりにもお粗末であることから、国会で決議される際に次のような付帯決議があげられた。そこでは1、予防原則に立つこと、2、農水省ではなく、環境省がリーダーシップを取ること、3、情報公開と国民とのコミュニケーションを取ること、4、国民の意見を聞くこと、5、食品の表示を再検討すること、6、生物多様性条約やカルタヘナ議定書に加盟していない米国に条約や議定書加盟を促すこと、などが求められた。しかし、これらはいまに至るまで何一つ守られていないのである。

ゲノム編集食品とカルタヘナ国内法

ではゲノム編集生物はどうか。環境省は、ゲノム編集生物がカルタヘナ法での生物多様性影響評価の対象になるかどうかについて検討を加えた。同省はゲノム編集技術を次の三つに分類したのだ。

1、DNAを切断して遺伝子を壊すだけのもの（SDN-1）
2、DNAを切断した箇所に、遺伝子の役割を果たさない少ない塩基配列を挿入して遺伝子を確

実に壊したり、突然変異を誘発させるもの（SDN-2）

3、DNAを切断した箇所に、遺伝子の役割を果たす長いDNAを挿入するもの（SDN-3）

以上の3種類である。

環境省はこの分類中のSDN-1に関して、規制の対象から外した。SDN-2と3に関しては、規制の対象にし、生物多様性影響評価を義務付けた。SDN-1に関しては、カルタヘナ法の対象外であるとしたのである。それを受けて厚労省も、SDN-1に関しては食品の安全性評価の必要はないとし、消費者庁にいたっては食品表示を行うか否かの検討さえまともに行わなかったのだ。つまり通常の食品と同じとしたのである。そのため2020年12月に日本で最初に届出されたゲノム編集トマト（高GABAトマト）は、通常の食品と同じ扱いになってしまった。ゲノム編集技術は同じ遺伝子操作技術であるにもかかわらず、カルタヘナ法の対象ですらなくなってしまったのである。現在流通しており、また今後も流通する可能性のあるゲノム編集作物や魚はすべて、SDN-1だ。すなわち規制がない。しかし、前述した通り、当初は同様に規制がなかった遺伝子組み換え作物にさまざまな毒性があることがその後の研究によって分かってきたように、ゲノム編集作物についても、安全性の評価がはっきりとしてくるのはまさにこれからだろう。

カルタヘナ議定書と日本の国内法との間のギャップはとても大きい。ゲノム編集作物でギャップはさらに拡大した。遺伝子操作が始まり50年が経過した。遺伝子を操作するという危険性に対する意識は、大きく薄まってしまったといえる。

第10章 ── 遺伝子操作食品30年の歴史から見えてきたこと

遺伝子組み換えトマトが登場

遺伝子組み換え食品が米国で最初に登場したのは1994年である。作られた作物は日持ちするトマトだった。しかし、このトマトは発売して2年で消えてなくなった。最大の理由は、美味しくなく、消費者から受け入れられなかったからである。日持ちさせるために、遺伝子組み換えで熟成遺伝子を働かないようにした。熟成し難いのだから美味しくなかったのだと思われる。遺伝子組み換え技術もゲノム編集技術も、ある遺伝子の働きを止めたり、付け加えると、何かが犠牲になる。それが生命系に大きな影響を与えることもあり、食品になった際に、安全性や味覚などに影響することが多い。

この日持ちトマトの場合は、アンチセンス法という、独自の方法が用いられていた。これまで遺伝子組み換えというと、他の生物の遺伝子を導入して、その生物が本来持っていない性質をもたらすことだ、と述べてきた。この場合は、遺伝子の働きを止める遺伝子を導入したのである。そのためその生物が本来持っている遺伝子の働きを止めてしまった。その点では、むしろ今日のゲノム編

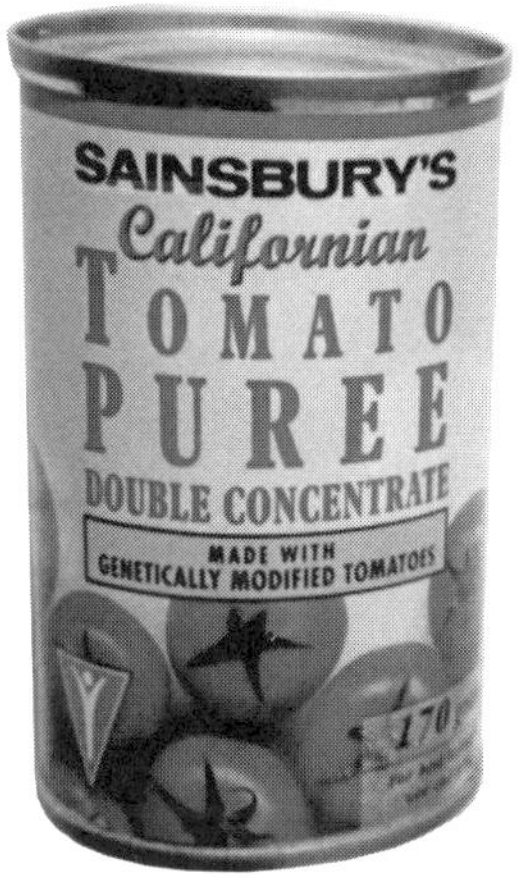

世界で最初に製造・販売された遺伝子組み換えトマトから作られたピューレ

集技術に似ている。いずれにしろこのトマトは、熟成遺伝子の働きを止めてしまったため、美味しくなくなり、結局、2年で消え、その後、音沙汰がなくなるのである。その2年後の１９９６年に、遺伝子組み換え作物の本格的な栽培が始まった。その作物が登場するまでの間には何があったのだろうか。

遺伝子組み換え作物の登場

遺伝子組み換え作物の研究や開発が始まったのは、１９８０年代前半だ。その前後にモンサント社など化学企業による種子企業買収ブームが起きる。将来の食料は遺伝子組み換え作物が中心になり、種子を制する者が食料を制するということを読んでのことだった。そして次々と技術の特許化を図っていったのである。

１９８０年代後半には野外の圃場《ほじょう》での試験栽培が始まった。その頃日本でも稲を中心に遺伝子組み換え作物の開発が進んでいた。しかし、そこに大きな壁となって立ちはだかったのが、モンサント社などが押さえた特許である。開発はできても市場化が難しかったのだ。

当時、遺伝子組み換え稲を開発している日本のある大手化学企業を取材したことがある。その際、実用化の壁になっているはずの特許権について「どの程度あるのか?」を尋ねてみた。「複数ある」との回答だった。「実用化の目途はあるのか?」尋ねたところ、「努力する」というもので、先行きの不透明さが示された。同じ時期、遺伝子組み換えトマトを開発して実用化に向けて動いた企業があった。その企業はクロスライセンスと呼ばれる、自社が持つ特許権との取引で遺伝子組み換え作物にかかわる特許権を取得していた。しかし、結局その企業は消費者の理解が得られないと判断して、開発を中止した。

ここでいう特許の中で基本特許となるのが、生命特許である。本来、生命は特許にならないというのが、世界的なコンセンサスだった。それを打ち破ったのが、米国の特許制度だった。その後、遺伝子が特許になり、その遺伝子を導入した細胞が特許になり、その細胞が育った作物が特許になり、その作物が作る種子も特許になるという、従来はあり得なかったことが固定化し、その権利をモンサント社などの少数の多国籍農薬企業が押さえていくのである。

1990年頃、またもやモンサント社など化学企業による種子企業買収ブームが起き、種子開発の主役が種子企業から巨大化学企業へと移行した。同時に、遺伝子組み換え作物の栽培・流通が始まるという段階で、食品としての安全性評価が問題になってきた。遺伝子組み換え食品は、これまで食べた経験がない新しい食品であり、何が起きるか分からなかったからである。日本で厚生省(当時)が遺伝子組み換え食品の「製造指針・安全性評価指針」を作成したのは1991年12月のことだった。ただしこの場合の食品はまだ、微生物に作らせる食品・添加物が対象で、作物は入っていなかった。

第4章で少し触れたが、遺伝子組み換え食品の安全性についての議論を先導してきたのはOECD（経済協力開発機構）だった。1992年にOECD内に作られたGNE（遺伝子組み換え食品専門委員会）が遺伝子組み換え作物は普通の農作物と同じであるという、「実質的同等」の概念を導入し、それを日本を含めた各国が採用した。OECDは、国際的に経済活動を活発化させる機関であり、そこが食の安全の方針を決めること自体おかしな話だが、ともかくこの実質的同等の考え方が、基本となっていった。当時、厚生省の役人がいっていた言葉が、「トマトも遺伝子組み換えトマトも同じトマトです」である。遺伝子組み換え食品がこれまでになかった新たな食品だと認めなかったことが、この実質的同等性の考え方をもたらした。

遺伝子組み換え作物の栽培・流通始まる

1995年1月からWTO（世界貿易機関）体制が始まった。それまでのGATT（関税及び貿易に関する一般協定）と異なり、国際組織として強制力を持った機関として設立され、農産物をより自由に貿易させようとする国際流通圧力が強まるのである。その背景の一つに、巨大多国籍企業による遺伝子組み換え作物の売り込みがあった。すでに前年から、前述した世界では初めての遺伝子組み換え食品である「日持ちトマト」が米国で販売されていたが、すぐに消滅した。

実質的に1996年が遺伝子組み換え作物元年である。米国・カナダで商品用作物の栽培が本格的に始まった。この時栽培されたのが、トウモロコシ、大豆、綿、ジャガイモの4作物だった。最初の作付面積は、170万ヘクタールで、今日の栽培面積の100分の1の広さだった。

この時も米国政府や多国籍農薬企業は、いまのゲノム編集作物と同様に遺伝子組み換え作物は通常の作物と実質的に同等であるから、安全性評価も食品表示もいらないという考え方で売り込みを図った。米国で栽培が始まったことから、日本にも入ってくるということで、1996年の9月に遺伝子組み換え食品の安全性評価指針が作られ、年末からさっそく輸入が始まった。しかし、この指針は実効性がほとんどないものだったのである。

遺伝子組み換え食品の安全性とは？

遺伝子組み換え食品が商品化されてからその安全性評価をめぐって駆け引きが続いた。安全性をどのように評価するのか、そもそも評価の方法があるのかという点をめぐってである。それまで食品そのものの安全性が問題になることは、ほとんどなかった。食品添加物は、添加物の評価であり、残留農薬は、農薬の評価であり、食品そのものを評価するわけではない。食品そのものの安全性を評価することはほとんどなく、そのためその方法もなかった。

ところが遺伝子組み換え食品の安全性評価の方法を確立して、実際に評価した科学者が現れた。それが英国アバディーンにあるローウェット研究所のアーパド・プシュタイ博士であり、博士が行った実験が注目されたのである。用いたのは遺伝子組み換えジャガイモだった。

実は、遺伝子組み換え食品の安全性について、少しでも疑義を呈すると、徹底的につぶすというのが、開発メーカーがここ30年間繰り返してきた手法である。最初に攻撃されたのが、このプシュタイ博士の実験だった。同博士の実験は、遺伝子組み換え食品の安全性を評価した、初めての動物実験でもあった。実験にはラットを用い、作物はジャガイモを用い、組み換え遺伝子にはマツユキソウのレクチン遺伝子を用いた。人間やラットに影響がないこの遺伝子を導入したところに意味がある。餌として2種類を用意し、一方で、遺伝子組み換えでレクチン遺伝子を導入してジャガイモの中でレクチンを作らせた。もう一方では、ジャガイモに直接レクチンを注入した。

実験の結果、注射でレクチンを注入したほうを食べたラットには影響が出なかったにもかかわらず、遺伝子を組み換えたほうを食べたラットでは免疫機能や内臓での成長抑制が起きたのである。博士は、ジャガイモやレクチンには問題がなく、遺伝子組み換えがもたらした影響であると結論付けて、1998年8月にテレビでこの結果を発表した。この発表が、世界中で推進企業や研究者から激しく攻撃を受けることになり、大きな社会問題となり、やがて博士は研究所を解雇されるのである。

この実験以降も、まともな科学者は攻撃され続けた。プシュタイ博士に次いで攻撃を受けたのが、ロシアのイリーナ・エルマコバ博士だった。きっかけは日本での講演だった。イリーナ博士は、ロシア科学アカデミー・高次機能・神経行動学研究所の研究者で、親のラットにモンサント社の除草剤耐性大豆を食べさせ、子どもに異常が起きるかどうかを見ていた。その結果、遺伝子組み換え大豆を食べさせたラットの子どもの死亡率がずば抜けて高かったのである。在来の大豆などを食べさせたラットから生まれた子ラットの死亡率が10%前後であるのに、除草剤耐性大豆を食べさ

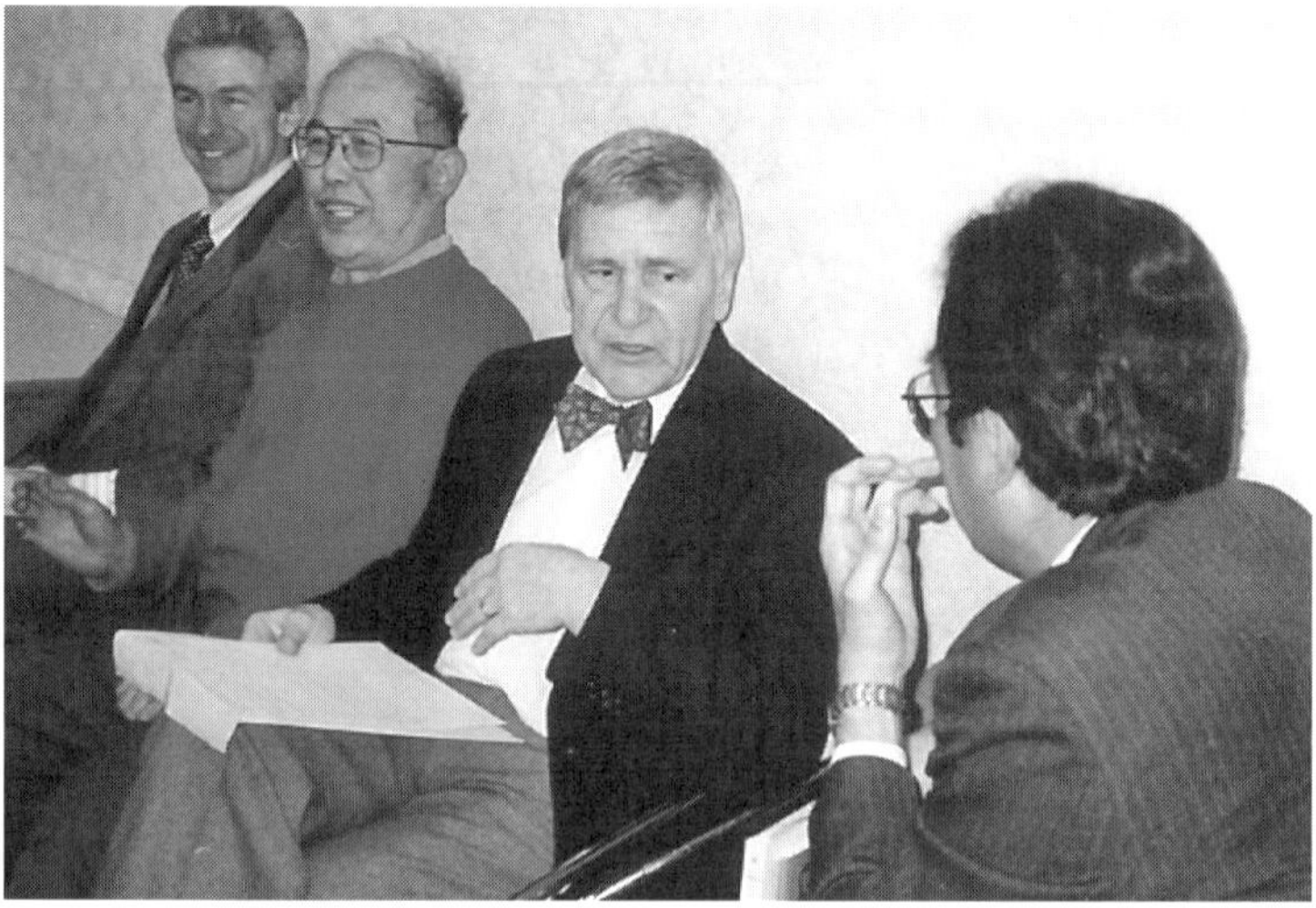

プシュタイ博士（2000年の来日時）

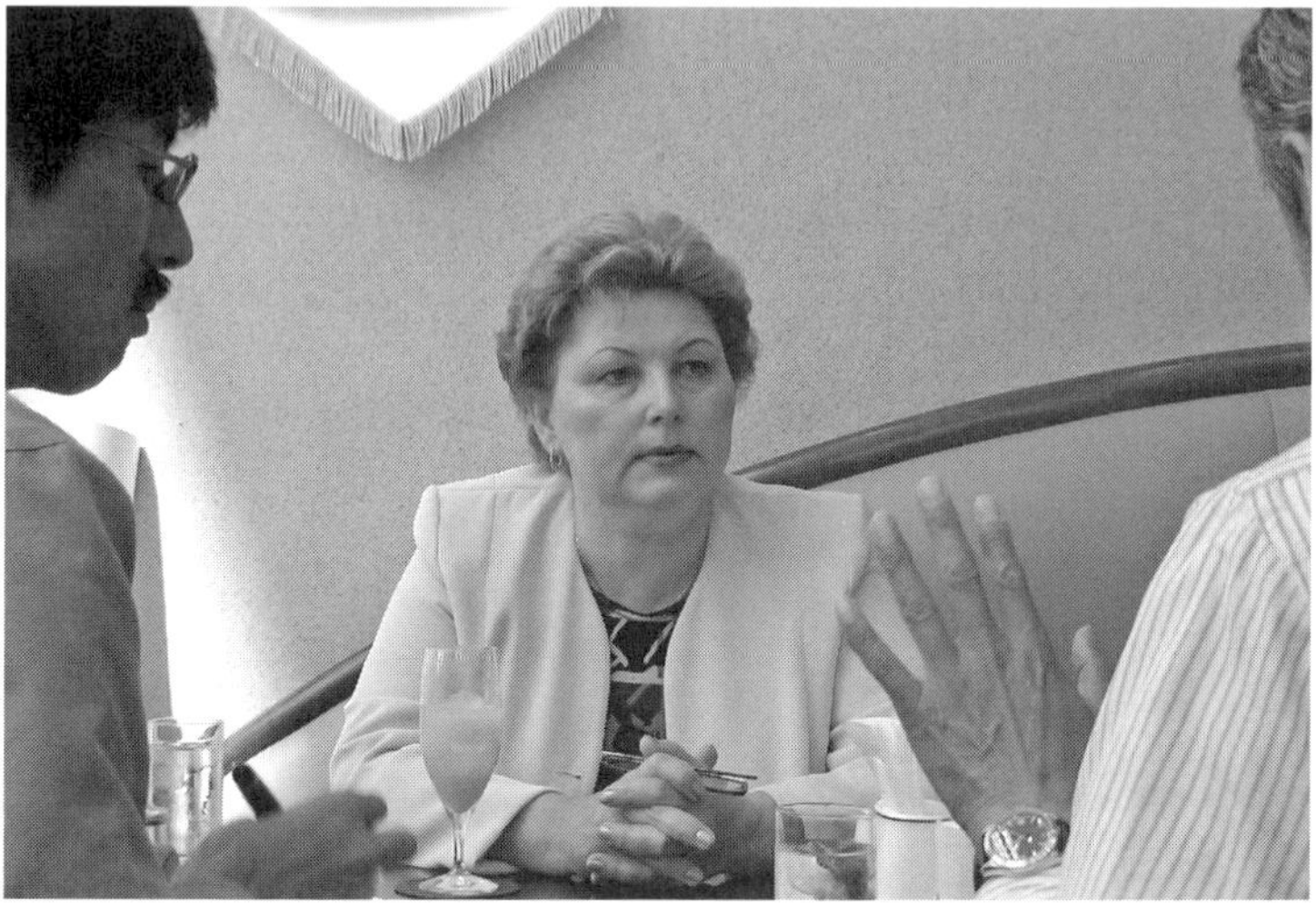

イリーナ・エルマコバ博士（2006年来日時）

せたラットから生まれた子どもの死亡率が50％を超えたのである。この結果は衝撃的だった。モンサント社など推進している企業や研究者は、総がかりで日本での講演に介入し、イリーナ・エルマコバ博士批判を展開し、同博士の研究者としての命まで絶とうとしたのである。

遺伝子組み換え食品の安全性評価の国際基準化

話は安全性評価の方法に戻るが、各国や地域で行われてきた遺伝子組み換え食品の安全性評価は実効性がない上に、しかも国ごとに評価の方法も異なることから、その方法の国際的な統一化が進められることになった。

日本でも、2001年4月に食品の安全審査が指針（1996年）から、食品衛生法による法的規制に変更された。指針は、あくまでも倫理的な歯止めであり、守らなかったからといって罰則がないため、拘束力を持たない。それが拘束力のある規制へと変更されたのである。しかし、中身は基本的に変更されなかったため、動物実験はなく、しかも開発企業が安全審査をするという、実効性のない状態がその後も続いた。

この頃、食の安全を揺るがす大事件が発生した。前述したようにBSE（狂牛病）が日本でも起きていたことが明らかになったのである。2001年9月10日、日本で初めてBSE感染牛が確認されたことが発表された。この事件が、食の安全に対する消費者の不信を一気に増幅した。それに追い討ちをかけるように、翌2002年1月には、雪印食品による牛肉偽装事件が明るみに出る。

さらに7月には日本ハムが偽装牛肉を焼却処分、証拠隠滅《いんめつ》を図るという事件が起き、消費者の不信は一気に増幅した。

そのような事態を前に、政府はBSE問題に関する調査検討委員会を設置し、対応を検討し始めた。その委員会が2002年4月に行った提言に基づき、翌2003年7月1日に食品安全基本法が施行され、食品安全委員会がスタートした。食の安全がようやく政府の中で大きく取り扱われるようになったのだ。しかし、同検討委員会の意に反して、「食品安全委員会」が内閣府という政府の中に作られたことで、独立性が失われてしまった。その結果、外圧や企業からの圧力に弱い組織になったのである。

この食品安全委員会の中に遺伝子組み換え食品等専門調査会が作られ、それまで厚労省・食品安全審議会で行われていた、実効性がほとんどない遺伝子組み換えの食品・添加物の安全審査が、同専門調査会に移行した。やっと審査の態勢が整ったのである。

しかし、その中身を見ると、動物実験は免除されるなど、これまでと同様に実効性の弱いものだった。せっかくの安全審査強化の機会を、日本政府は企業利益を優先してことごとくつぶしてきたのである。

このように日本のように甘い評価の国もあれば、EUのように厳しい評価を課している国もあるため、各国ごとに異なる安全性評価の方法では、世界的に流通が困難になるとして、安全審査の在り方や基準が、国際組織であるコーデックス（CODEX）委員会で決定されることになった。

国際基準作りが行われたが

コーデックス委員会とは、国連のＷＨＯ（世界保健機関）とＦＡＯ（食料農業機関）の共通の下部機関で、１９６３年より食品の安全性評価や食品表示の国際基準作りを行っている機関である。

このコーデックス委員会の権威が強まったのは、１９９５年にＷＴＯ（世界貿易機関）が設立されたことによる。ＷＴＯはそれまでのＧＡＴＴ（関税及び貿易に関する一般協定）と異なり、権限が強い、強制力を持った国際組織として設立された。そのＷＴＯが貿易の際に用いる安全審査の基準や表示の規格を「コーデックス委員会の基準や規格に基づく」としたことから、コーデックス委員会の権限が強まったのである。

２０００年から千葉県幕張と神奈川県横浜で、各2年、計4年にわたりコーデックス委員会バイオテクノロジー応用食品特別部会が開催され、食品としての安全審査の国際基準作りが進められた。２００３年には作物などの植物の基準がまとめられ、２００３年7月に開催されたコーデックス委員会総会で、この「遺伝子組み換え食品（植物）の安全審査基準」が採択された。日本の食品安全委員会の安全審査の基準も、このコーデックス基準に基づいて作られたのである。

２００５年から、コーデックス委員会バイテク応用食品特別部会は、今度は、遺伝子組み換え動物食品の審議を開始した。これは米国で遺伝子組み換え鮭が開発され、市場化に向けた動きが出てきたことが最大の要因だった。この審議も当初の予定通り4年で終了し、２００８年7月、コーデックス委員会総会で「遺伝子組み換え動物食品の安全審査基準」が採択された。

しかし、コーデックス委員会の決定は全会一致を基本にしているため、中身は徹底的に薄められ、規制力の弱いものになってしまった。そのため日本の規制も変更されることがなかった。こうして、WTO主導でその安全性についてはあいまいなまま遺伝子組み換え食品の国際基準が決められ、貿易が促進されていったのである。

日本では遺伝子組み換え稲の開発が進むが

日本では、遺伝子組み換え作物の開発は稲が中心だった。それに対して、「主食のお米を守れ」とその安全性に疑念を抱いた消費者が反対して行動を起こした。まず大きな対象となったのが、米国モンサント社が開発した除草剤（ラウンドアップ）耐性稲の栽培試験だった。当時、同社は、アジアに売り込むための稲の開発を進めていた。その際大きな問題になったのが、アジアでの稲作が水田を用いていることだった。ラウンドアップは水で分解しやすく、水田で使えない。そこで目を付けたのが、愛知県で開発が進められていた「祭り晴」という品種を用いた、種子を直接乾田にまく方式である。ある程度稲が育ってから水を張るというこの稲を用いれば、除草剤耐性が生きてくるということで、愛知県と共同研究という形で試験栽培が進められていた。それに対して市民は、愛知県に抗議を行い、その結果2002年12月、愛知県は正式にモンサント社との遺伝子組み換え稲の共同での栽培試験を中止すると発表したのである。

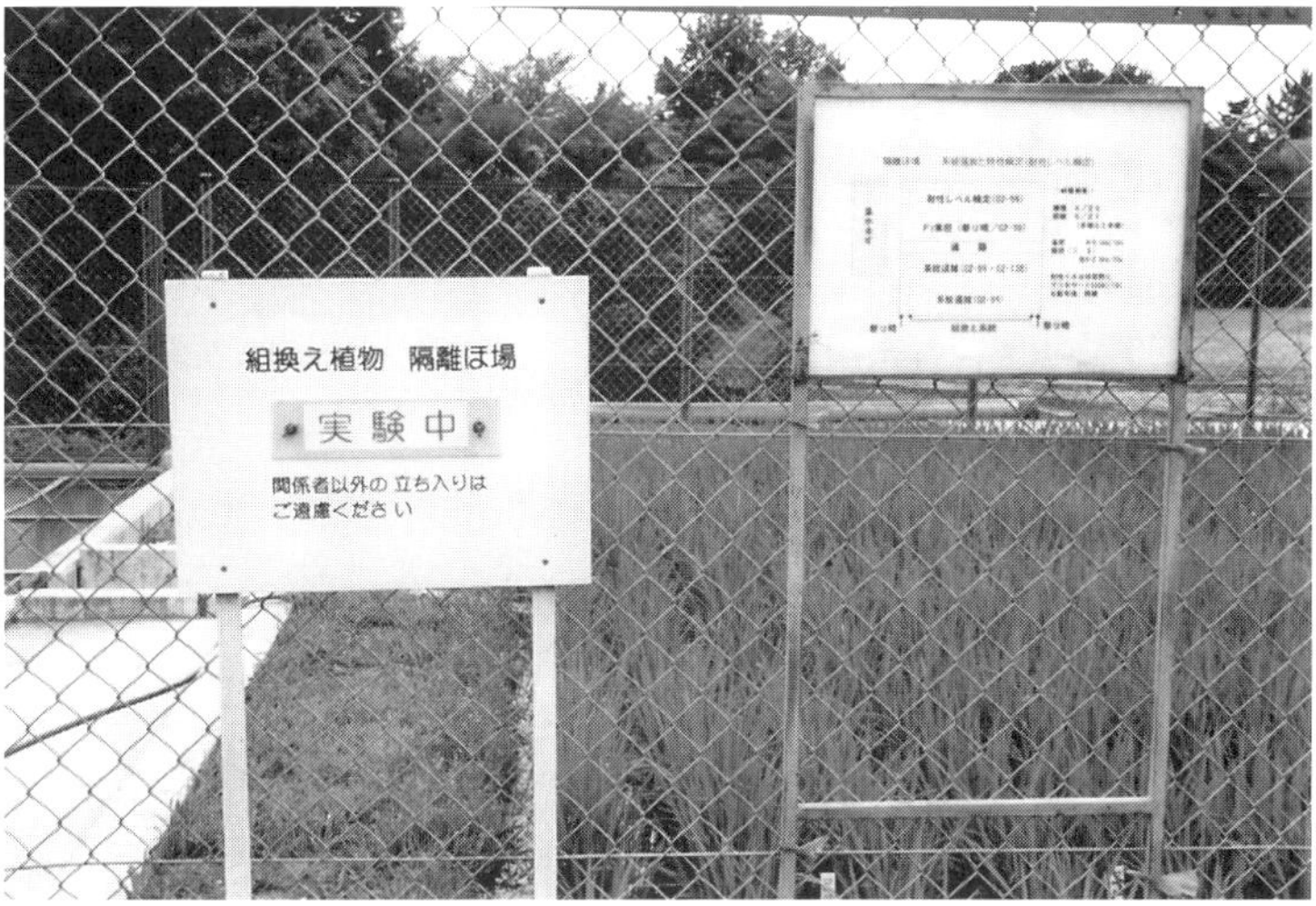
組換え植物　隔離ほ場
実験中
関係者以外の 立ち入りは
ご遠慮ください

愛知県で行われていた遺伝子組み換え稲の実験圃場

岩手県でも、同県が１００％出資して設立した岩手生物工学センターが開発した、ササニシキを用いた低温耐性稲の試験栽培が、同センターで進められていたが、地元を中心に反対運動が広がり、岩手県が正式に栽培試験を中止すると発表するに至った。北海道では２００２年に北見市で実際に遺伝子組み換え大豆が作付けされるという事件が発生した。加えて２００３年には札幌市郊外にある北海道農業研究センターで農業生物資源研究所が開発した光合成活性化稲の栽培試験が始まり、道内で反対運動が広がった。北海道は、その試験栽培を中止するとともに、２００５年３月に全国の自治体では初めて遺伝子組み換え作物栽培規制条例を施行したのである。

新潟県でも、上越市にある中央農業総合研究センター・北陸研究センターで行われていた複合耐病性稲の栽培試験中止を求めて、地元の市民や農家が動いた。そして２００５年６月に栽培中止を求める差し止め訴訟が起こされるのである。その新潟県でも2006年5月に「遺伝子組み換え作物栽培規制条例」が施行された。市町村でも条例を施行する動きが出て、2006年9月には今治市が「食と農の街づくり条例」を施行した。この条例が画期的だったのは、有機農業を街作りの柱にして、学校給食に地元産有機作物を取り入れたことだった。農水省は、有機の定義から遺伝子組み換え作物を排除しているため、有機農業推進は、遺伝子組み換え排除につながっていったのである。同様の条例は、山形県高畠町、宮崎県綾町でも作られていった。このように市民が抗議の声を上げた結果、各地で進んでいた遺伝子組み換え稲の開発がストップしていくとともに、自治体で遺伝子組み換え作物の栽培を規制する条例作りが進んでいった。

スギ花粉米が復活して沈没？

その後鳴りを潜めていた遺伝子組み換え稲の研究だが、岸田首相（当時）が、2023年4月3日の参議院決算委員会で「花粉症対策を進めるため関係閣僚会議を設置する」と述べたのを受けて、直後の同月14日にその最初の閣僚会議が開催された。そこで花粉症対策の方針を6月に出される「経済財政運営と改革の基本方針」に盛り込むことが決定した。この閣僚会議で出された大雑把な方針は、スギ伐採の促進、AIを用いた予測の充実、治療法の普及の3本柱で、その中の治療法の普及の中に、開発が頓挫していた遺伝子組み換え稲「スギ花粉米」への取り組みが復活することになった。

このスギ花粉米は、2000年度に開発が始まった。消費者メリットがあるということで、次世代遺伝子組み換え作物の旗手として登場したのである。農水省の研究機関である生物資源研究所（後の農研機構の研究所）と全農、日本製紙の3者が中心になって開発を進め、当初は、スギ花粉症緩和米という名称が付けられた。この米粒には、遺伝子組み換え技術を用い花粉症を引き起こすアレルゲンの構造を変えて作るようにした。毎日ご飯を食べる際に、そのアレルゲンを摂取することで、スギの花粉に慣れていくという、減感作療法の考え方で開発されたものである。

農水省はこの稲を健康食品として開発を進めようとしたが、厚労省が2007年度に「これは食品ではなく医薬品である」として待ったをかけた。しかし、協力する製薬企業はなく、その結果、開発は大幅に遅れることになるとともに、名称もスギ花粉症治療米と変更された。2010年度から再び医薬品としての実用化を目指すことになった。

この稲は、2013年から慈恵医科大学で医薬品としての効果を確認する臨床試験が行われた。しかし、症状が改善したとはいえない、という結果だったため、開発は再び頓挫した。それでも商品化はあきらめられたわけでなく、開発を広く進めるため2016年からオープン・イノベーション方式を取ることになり、名称もスギ花粉米となったのである。岸田政権も、解決すべき最大のポイントに、協力してくれる製薬企業をあげているものの、幸いなことに名乗りを上げる企業は出てこない。

遺伝子組み換え小麦、クローン牛、鮭の登場と消滅

遺伝子組み換え食品の中で、世界の消費者から嫌われ、売れることがなく、消滅していったのが、モンサント社が開発した除草剤耐性小麦と、クローン牛と、アクアバウンティ・テクノロジーズ社が開発し販売を図った成長を早めた鮭である。

早い段階で米国とカナダでは遺伝子組み換え小麦の試験栽培が始まり、日本も含め世界中に売り込みが図られようとしていた。それが、米国モンサント社が開発した除草剤耐性小麦である。この小麦を阻止するために、2003年に米国とカナダの市民団体が日本の消費者に声を上げるよう、呼びかけた。というのは、カナダにとって日本は輸出先であり、お得意様だったからである。

日本はいま、政府が小麦の流通を管理している。政府は、輸入国を米国・カナダ・オーストラリアの3カ国に限定している。その最大の理由は、品質が安定しているからだという。製粉メーカーは3カ国から輸入した小麦をブレンドして、毎年、同じ品質を維持して作り上げ、販売している。毎年の生産量も品質も各国によって異なるため、ブレンドして安定した品質にしているとのことだ。そして強力粉・中力粉・薄力粉・デュラム粉という形で販売している。

日本では小麦は、秋に種子をまいて春に収穫する「冬小麦」が作られている。そのため草も生えにくく、害虫もいない時期なので、農薬をほとんど使わない栽培が行われており、安全性の観点から見ると優等生になっている。しかし、強力粉が作りにくい。日本のパンは強力粉が使われてお

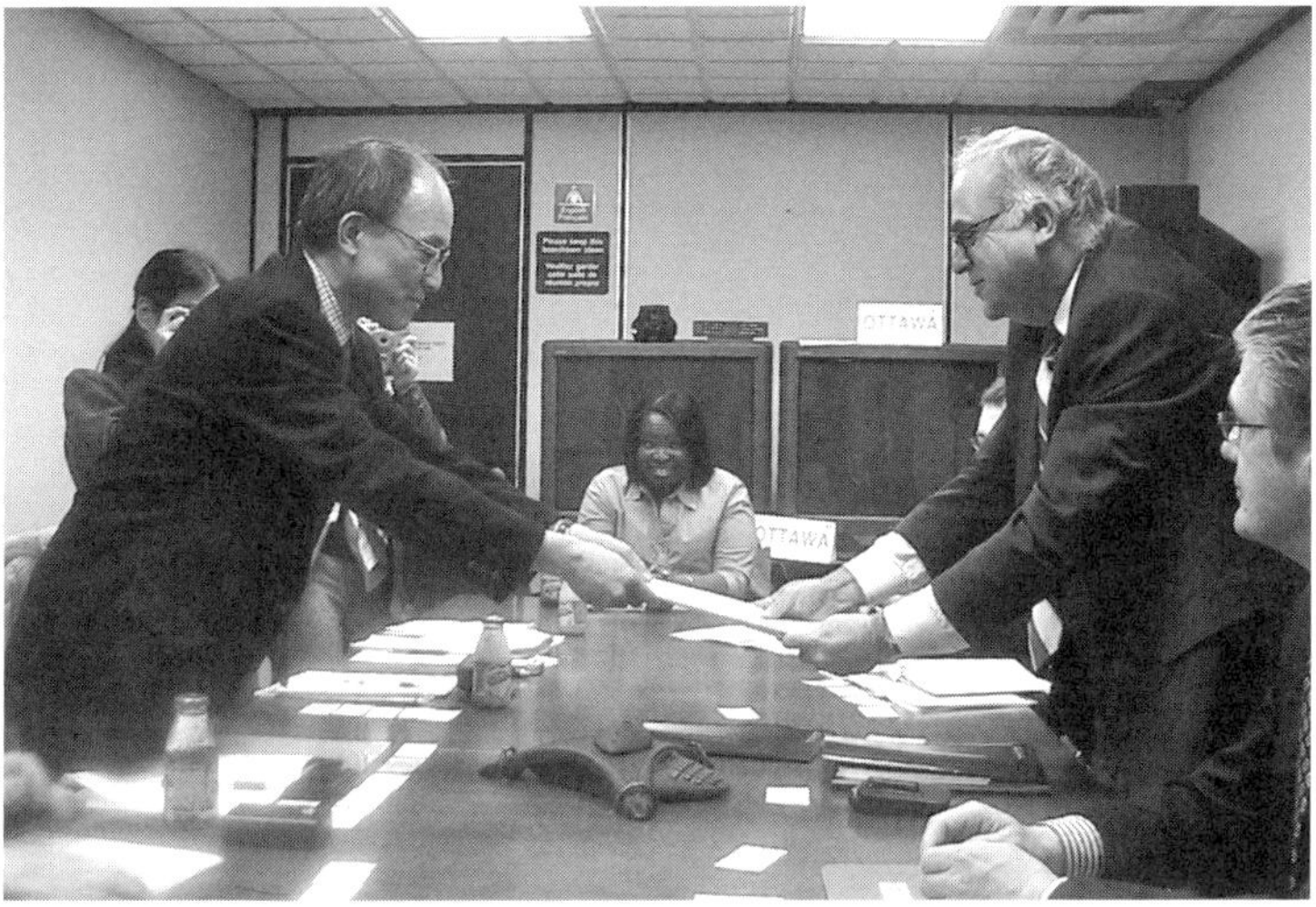

遺伝子組み換え小麦反対の署名をカナダ政府に渡す（2004年3月）

り、カナダや米国の北部の寒冷地で作られている春小麦が用いられている。春小麦は、春に種子がまかれ秋に収穫される。太陽が強い時期に栽培されるのでグルテンが多くなり強力粉ができるのである。その春小麦を対象に、モンサント社によって遺伝子組み換え小麦が開発され、試験栽培が始まっていた。

2004年3月、日本の消費者団体が200万を超える署名を携えてカナダ・米国を訪れ、モンサント社が開発し、試験栽培を進めていた除草剤耐性小麦の承認中止を求めて訴えた。市民が国際的に共同で行動した結果、モンサント社は遺伝子組み換え小麦から撤退を表明せざるを得なくなったのである。

クローン家畜・遺伝子組み換え鮭の登場

2007年から2008年にかけてクローン家

畜問題が浮上した。各国で、次々と安全宣言が出され、食品としての流通も容認され始めたためである。2008年1月には米国FDA（食品医薬品局）がクローン家畜食品を安全と評価、流通を認める決定を行った。日本でも同年3月に、畜産草地研究所がクローン家畜食品を安全と評価した。7月には欧州食品安全庁がクローン家畜食品を安全としながらも、流通は保留した。9月には米国FDAがクローン牛の後代牛が出回っていると発表した。後代牛とは、クローン牛の子どもや孫などである。2009年6月に日本では、食品安全委員会がクローン家畜食品を安全と評価した。

日本では、このクローン家畜に対して、市場化に反対する運動が広がった。しかし、クローン牛は結局、自滅することになる。各国が安全だと評価したにもかかわらず、まともな牛がほとんど生まれなかったのだ。一時、米国で流通したものの、その後、各国ともに食品となる前に頓挫していったのである。

クローン牛について少し見ていこう。1996年7月5日に、世界で初めて体細胞クローン動物が誕生した。それがクローン羊「ドリー」である。このクローン羊作りに用いられた細胞は、6歳まで成長した雌の羊の乳腺の細胞だった。乳腺細胞から作られたため、グラマーな女優の「ドリー・パートン」から命名された。

このように体細胞クローンは、通常の生殖を経ないで、遺伝的に同じ生命を作る技術である。通常だと父親と母親の両方から遺伝子を受け継ぐため、片方の親と遺伝的に同じ子どもは誕生しない。ところが体細胞クローンは、片方の親の遺伝子だけで誕生する。雄の羊の体細胞を使えば、その雄の羊と似た雄が誕生するのだ。

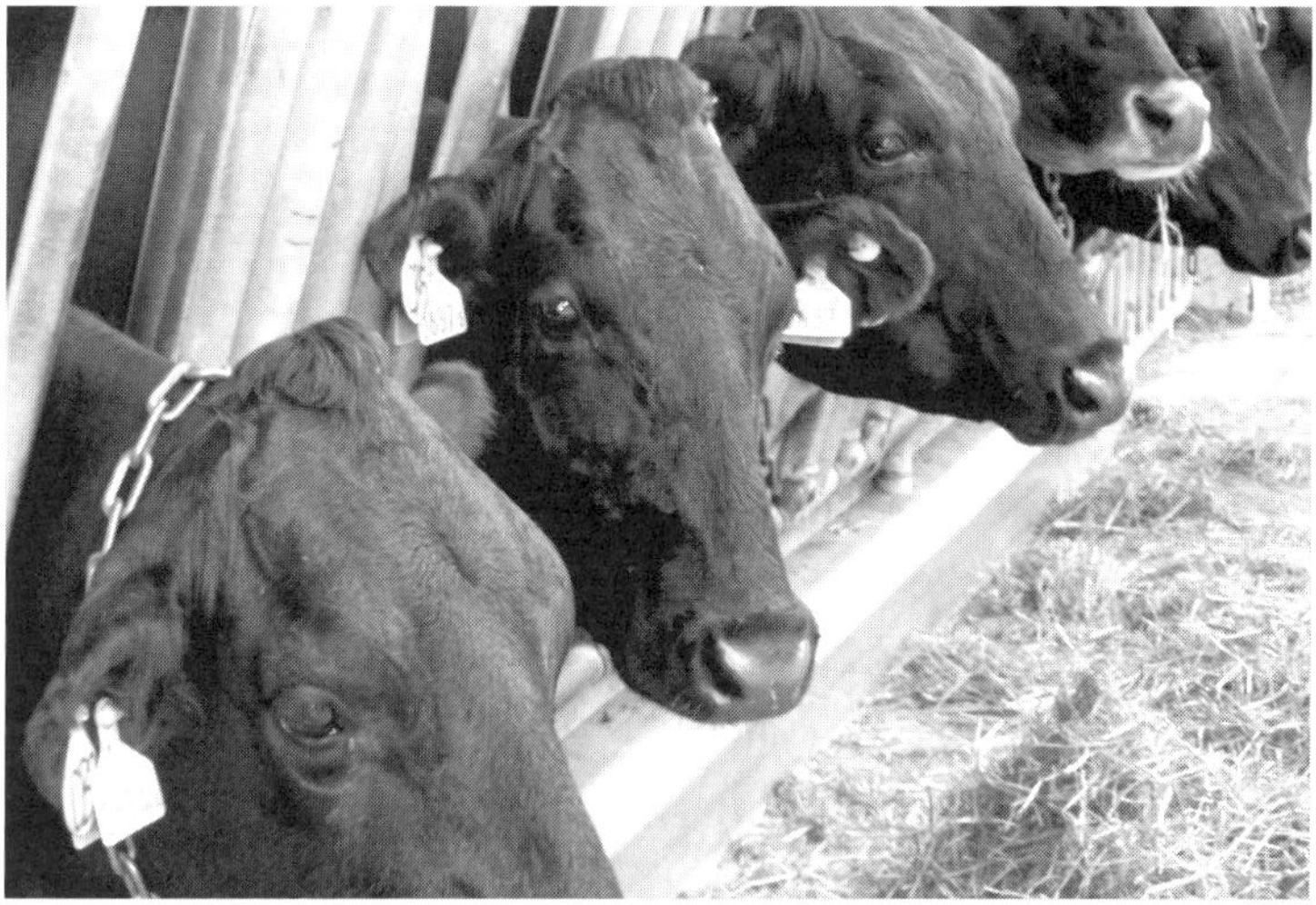

体細胞クローン牛（福島県農業総合センター家畜試験所にて）

農水省は、「家畜クローン研究の現状」を定期的に発表してきた。2011年12月、同年9月末時点のデータを発表した。それによると、体細胞クローン牛はこれまで591頭が誕生したものの、そのうち死産が86頭、生後直後の死亡95頭、病死等149頭で、研究機関で育成・試験中はわずか52頭にすぎなかった。実に惨澹たる状況である。この数字が発表された時点で、受胎中の家畜もほとんどいなくなり、研究・開発が終焉を迎えつつあることが示されたのである。

このように、問題だらけのクローン家畜に対して、2008年頃から性急に安全との評価を下したのが各国の当局だった。

米国では、クローン牛に続いて、遺伝子組み換え動物食品の市場化が図られることになった。その最初の食品が、鮭だった。2009年1月、米国政府は遺伝子組み換え動物食品の安全審査の基準を発表、審査を開始した。この時、審査が始まったのが、成長を早めた鮭だった。開発したのは米国企業のアクアバウンティ・テクノロジーズ社で、同社が養殖も行っていくのである。この鮭は、アトランティックサーモンを改造したもので、2015年11月に米国で流通が承認された。

当時は、カナダのプリンスエドワード島にある養殖場で受精卵が生産され、パナマの養殖場に輸送され、パナマで育てられた後、切り身となってカナダと米国の市場に流れていった。その後、パナマの養殖場が閉鎖され、カナダの養殖場で生産されて流通が図られ、米国インディアナ州にも新たに養殖場が作られた。しかし、この鮭には最初からさまざまな問題点が指摘されていた。

環境への影響としては、この鮭は通常の鮭よりも大きくなり、獰猛《どうもう》化する上に、大量の餌を必要とするため、もし逃げ出してしまったら漁業資源枯渇の可能性が指摘された。また野生種が絶滅に追い込まれるなど生物多様性を破壊することや、野生のマス（ブラウン・トラウト）と交雑を起こし、遺伝子拡散が起きることも問題になった。食の安全の観点からも、成長が早いため環境中の有害物質などの蓄積が早いことに加え、成長ホルモンの濃度が高くがん細胞を刺激する可能性が強いことも問題になった。

2024年に入り、カナダの養殖場での遺伝子組み換え鮭の養殖が中止され、米国インディアナ州の養殖場も閉鎖され、事実上、遺伝子組み換え鮭の生産は頓挫することになるのである。さらにカナダにある養殖場が閉鎖され、売却され、米国インディアナ州にある二つ目の工場も閉鎖、売却されており、事実上同社は倒産した。

このように遺伝子組み換え食品のプロジェクトが、次々と頓挫していく中で、ゲノム編集食品が登場してくる。日本では、新型コロナウイルスの汚染が広がっているどさくさにまぎれて、２０２１年から作物では高ＧＡＢＡトマトが市場化され、魚ではタイとフグが市場化され、世界に先駆けて市場化が相次いだのである。この市場化にあたって、推進する官邸、役所、企業、研究者は、これまで遺伝子組み換え食品の市場化が進まなかったことを教訓化したのだ。つまり、事前に安全性に問題はないとして表示義務をなくすことによって、市民の間で抗議の声が広がらないようにしたのである。

第11章——人間への応用の困難さ

人間への応用は優生学につながる

ゲノム編集技術は正確に遺伝子を壊せる、という神話が作られるとともに、人間の遺伝子操作にまで用いようという試みが始まった。研究段階でとどまるかと思いきや、中国の研究者が実際に人間に適用したのである。安全性の面から見ても、倫理的な面から見ても、無謀な行為といえる。

そもそも人間の遺伝子の改変は、ナチス・ドイツに代表される優生学の流れの中で、大量虐殺につながるとして、戦後厳しく規制されるようになった。優生学には積極的優生学と消極的優生学があり、前者は、「優秀な人間を増やす」行為であり、後者は「劣等な人間を減らす」行為であり、後者のほうが容易だということが、大量虐殺につながっていった。遺伝子操作は、「パーフェクトベイビー」や「デザイナーベイビー」などの前者の優生学を実現する技術を持ったことから、その人間への応用は厳しく監視することが必要である、とされていた。

中国、米国で相次いで人の受精卵へのゲノム編集の応用研究が始まり、国際的にも基礎研究に限定するという前提があるものの、規制を外す動きが強まったことから、実際に人の受精卵への操作が行われるのではないかと、警戒が強まっていた。そのような中、実際に実行されたのである。それは突然の話であり、中国でのことだった。

ゲノム編集は、遺伝子の改変や修正を可能にする。そのため病気の治療を行うことができると同時に、遺伝的改造も可能にする。治療から改造への道はすぐである。そのため治療が行われることへの警戒感は、多くの科学者の間にあった。その中国で行われた人の受精卵のゲノム編集は、ＨＩＶ（エイズ・ウイルス）感染対策だとされている。

ゲノム編集赤ちゃんの誕生

それは２０１８年11月のことだった。「中国の研究者がゲノム編集技術で遺伝子を操作した受精卵で、双子の女の子の赤ちゃんを誕生させた」というニュースが、世界中を駆けめぐった。この「事件」の主役であり、実際に受精卵への遺伝子操作を行ったのは、中国広東省深圳市にある南方科技大学の賀建奎《フォー・ジエンクイ》副教授である。

同副教授は結局、詳しい経緯や行われた操作の内容を正式に公表することなく、その後幽閉された状態に置かれてしまった。そのため詳細は結局明らかにされなかったのである。発表されている記事などで経緯をまとめると、概略は次のようになる。

２０１８年11月25日、賀建奎副教授は、この双子の女の子を誕生させたことをユーチューブ動画で公開した。翌26日にはＡＰ通信などが報道し、日本も含めて世界中で批判が起きた。翌27日には、中国政府科学技術省幹部が「人胚胎幹細胞研究倫理指導原則」に違反しており、関連法に基づき処分すると述べた。また国家衛生健康委員会も事実関係を調査すると述べた。また広東省の衛生局が深圳市とともに、調査チームを設置し調査を開始した。27日、一連の実験に携わった深圳市の病院が、関与を否定する声明を発表している。

28日には香港で行われた第2回ヒトゲノム編集国際サミットで、同副教授がその操作の内容を発表した。それによると最初はサルで実験を行い試している。ヒトへの適用の内容は、最初8組の男女が参加していたが、1組が抜け、7組の男女から受精卵を採取しゲノム編集技術を施した。男性はすべてＨＩＶ感染者であり、女性はすべて非感染者である。

賀副教授、懲役3年の判決

その後のことである。中国深圳の裁判所は、２０１９年12月30日、この賀建奎副教授に対して、懲役3年、３００万元（約４７００万円）の罰金の支払いを命じた。このニュースを報じた新華社はその際、３人目の赤ちゃんが誕生していることも報じた。7組の男女から採取した受精卵のうち、2組の夫婦から誕生したことになる。他の5組はうまくいかなかったとされ、これ以上の赤ちゃん誕生はなくなった。賀元副教授は生物物理学者であり、医者ではないため病院や医者の協力が必須だが、何という病院で誰が協力したかは発表されていない。研究や実際の医療にかかった高額の費用を誰がどういう形で出したかも分かっていない。何らかの形で中国政府がかかわっていたのではないかという憶測も流れているが、それも明らかにされていない。中国政府が不明な問題点や責任をすべて賀元副教授に押し付けて、幕引きを図ったといえる。

ゲノム編集赤ちゃんはどのような遺伝子操作で、何が問題か？

では、それはいったいどのような遺伝子操作だったのか。ゲノム編集であるので、遺伝子を壊すことになるが、どのような遺伝子を壊したのか。HIV（エイズ・ウイルス）対策とはどんな操作なのか。ウイルスが感染する際には、細胞にある目印（レセプター）から侵入する。HIVが目印としているのは、CCR5というレセプターたんぱく質である。そのたんぱく質を作る遺伝子を壊す操作を行ったのである。HIVが感染できない体にする操作を行ったことになる。

賀副教授は、これまでゲノム編集にかかわる研究者としては無名で、実績も発表されていない。生物物理学者で、中国科学技術大学を卒業後、米国に留学しライス大学、スタンフォード大学を経て、中国政府が指定する「千人計画」と呼ばれる海外で活躍する研究者を呼び寄せて国の科学技術の発展のために優遇するメンバーに選ばれた。実験当時、南方科技大学で研究生活を送っていたが、まもなく退職して事業に専念することになっていた。このゲノム編集の赤ちゃん誕生に、米国ライス大学の研究者がかかわっていたことが後で判明する。中国と米国の研究者による連携で行われたのである。

このことが、新たな疑惑を生んでいる。このCCR5遺伝子を破壊する意味がHIV対策以外にあるのではという疑念だ。具体的にはこの遺伝子を壊すと脳の認知機能が改善されるという指摘である。すなわち人間の改良にかかわる操作を行った可能性があるのだ。もしこれが本当であれば、間違いなく優生操作といっていい。

ＣＣＲ５遺伝子を破壊することで、西ナイルウイルスに感染しやすくなったり、インフルエンザが重症化しやすくなるなどの影響が出ることが分かってきた。また、体外受精を行う際に精子を洗浄してから用いており、これによりＨＩＶ感染は防ぐことができるにもかかわらず、なぜリスクが大きなゲノム編集での受精卵操作を行ったのか。

そして受精卵の遺伝子を操作したため、その性質は次世代に受け継がれることになり、これは人間による人間の遺伝的改変につながる。この技術の先には、理想的な子どもを作り出すデザイナーベイビーが想定され、さらにその延長線上には人類の遺伝的改良による優生学的社会が想定される。以上が、これまで多くの人たちが指摘してきた批判である。しかしこの人体実験は、さらに深い問題をはらんでいた。

第一番目として、生命に対する倫理の問題がある。このような人体実験は、臓器移植や生殖補助医療、遺伝子治療のような生物学的医療では繰り返されてきたことだ。裏返すと、生物学的医療では必然的に繰り返されてきたことなのだ。例えばちょうど半世紀前に札幌医科大学で起きた「和田心臓移植事件」が挙げられる。無謀な心臓移植で、心臓を提供する側も心臓を受け取る側も命を短くされてしまったのである。

１９８３年に東北大学で行われた日本で最初の体外受精では、生まれてきた赤ちゃんは障害を持って誕生したため隠され、しかも2年後に亡くなっている。1980年に最初に行われた遺伝子治療も米国では認可されなかったためエルサレムとナポリで行われ、その後について報告もされなかった。初めてのゲノム編集による遺伝子改変赤ちゃん誕生も、治療とはとてもいえず明らかに人体実験である。

第二に、今回の7組で男性がすべてHIV感染者であるのに対して、女性は感染者ではない。そこに女性差別が見える。女性は子どもを産むものとする家族制度を見ることができる。

第三に、遺伝子医療や生殖補助医療では、成功したか失敗したかの判断に、赤ちゃんが障害を持って生まれるか否かが問題になる。出生前診断が行われ、障害があると分かると、この世に生まれなくさせることが繰り返されてきた。今回も、障害があれば「失敗作」とされている。これは障害者差別である。そして生命に対する冒とくともいえよう。

第四に、人体実験により名を挙げ金もうけにつなげていこうとした金銭的倫理観の問題である。現在大学研究者がベンチャー企業を立ち上げ、金もうけに走っているが、賀副教授も後にベンチャー企業を起業している。

最後に、生まれてきた赤ちゃんは18年かけて追跡調査されるという。子どもからすると18年間も特別視されながら育つことになり、一番感受性の強い時期に人権が奪われたまま育つことになる。

人間の受精卵におけるゲノム操作は、このように多くの問題点を投げかけているのである。

さらに分かってきた新たな問題

このような人への、HIVに感染しにくいように行うゲノム編集で、オフターゲットが起きたらどうなるのか。それは一つの遺伝子を壊すことで、想定外の遺伝子破壊が起きる現象で、さまざまな影響が出ることが考えられる。それがゲノム編集での最大の問題点と指摘されてきた。もし人で行ったゲノム編集でオフターゲットが起き、しかも命にかかわる可能性があるとすると、これは大きな問題になってくる。

さらに、新たに分かったことがある。それはCCR5遺伝子と寿命との関係である。『ネイチャー・メディスン』オンライン版2019年6月3日号に掲載された論文が、CCR5遺伝子に変異を持つ人は、寿命が短くなる可能性があると指摘した。この研究を行ったのは、カリフォルニア大学バークレー校のラスムス・ニールセンらで、英国のバイオバンクに蓄積されている遺伝子と健康に関するデータ40万人分以上を解析したところ、このCCR5遺伝子に変異がある人は、76歳まで生きる可能性は、変異のない人に比べて21%減少することが分かったというものである。

CCR5遺伝子ではないが、植物の分野でゲノム編集によりウイルス感染を防止するために行った遺伝子操作では、新たなウイルス感染をもたらしかねないことが発表された。それは病気に強いキャッサバという植物を開発している時のことである。実験を行ったのはカナダのアルバータ大学、ベルギーのリエージュ大学、チューリッヒのスイス連邦工科大学（ETH）の植物学者らで、ゲノム編集によって、ある病気を引き起こすウィルスに感染しにくいキャッサバを開発していたが、その病気を起こすウィルスには感染しにくくなったものの、他のウィルスが増殖していたというものだった。増殖していたのは、やはり植物に病気を引き起こすジェミニウイルスで、ゲノム編集で遺伝子を操作したところウィルスが変化を起こし、増殖していることが分かったのである。著者の一人ETHのデバン・メフタは、ゲノム編集はこのような新たな脅威をもたらし得る、と指摘している（Phy.org 2019年4月26日号）。

次はロシアで、中国で

次にロシアで、ゲノム編集技術を応用した人の赤ちゃんを誕生させる計画が進められていることが分かった。この赤ちゃん誕生を計画しているのは分子生物学者のデニス・レブリコフで、中国で行った賀建奎・南方科技大学副教授と同様に、HIV（エイズ・ウィルス）に感染し難い赤ちゃんの誕生を目指している。手法も同じで、ゲノム編集によってウィルスが感染の際に侵入口にするCCR5たんぱく質ができないように遺伝子を壊す予定である。中国では男性の側がHIV感染者だったが、ロシアでは女性の側が感染者のケースで行う予定だった。同氏は、モスクワにあるロシア最大の不妊治療クリニックのゲノム編集研究室長である。この計画が実際に行われたかどうかは不明だ。

世界各国で「基礎研究」に限定して、人の受精卵へのゲノム編集が容認されているが、いつまでも基礎研究にとどまるわけがなく、必ず生命体誕生をもたらすことになる。

そして2024年に入り、ゲノム編集で遺伝子を操作した赤ちゃんを誕生させた中国の賀建奎・元南方科技大副教授が、受精卵を用いたヒトゲノム編集を再開していた。同氏は2018年にゲノム編集赤ちゃんを誕生させたことで、中国の法廷で罰金に加えて実刑判決を受けて服役したが、2022年に釈放されていた。同氏はすでに北京や武漢などの3か所に研究室を作り、難病治療を目指しヒトへのゲノム編集の研究を再開していることが明らかになったのである。

第12章——遺伝子操作という生命の作り変え

バイオハザードの危険度増す

1960年代後半から70年代初めのことである。遺伝子組み換え技術が登場する時期に前後して、それまで私たちを脅かしてきた病原性ウイルスや細菌がもたらす危険ではなく、新たな生物がもたらす危険「バイオハザード」の懸念が広がっていた。その代表的な事例が、アポロ計画である。人間が月まで行く計画が成功し、月の石を持ち帰ってきたが、そこに未知の生物がいて、地球に持ち込まれ災害をもたらす危険性があるとして、厳重にチェックされた。宇宙からの侵略者といえば、SFなどのフィクションの世界の話だったが、それが初めて現実味を帯びた出来事だった。結果的には何事もなかったが、未知の微生物の存在に振り回されるきっかけとなった。

当時、米国メリーランド州ベセスダにある国立アレルギー・感染症研究所の研究者アンドリュー・ルイス・ジュニアが、ウイルスの雑種を作った。それはアデノウイルスと、サルから取り出したがんウイルス（SV40）の雑種だった。アデノウイルスは、人が簡単に感染して風邪の原因となるウイルスであり、それにがんウイルスを一体化したことから、もし環境中に広がると大変な事態が起きることが予測された。

ルイス・ジュニアは、この危険性を考慮して、他の研究者からこの雑種の提供を求められた際に、それを躊躇した。この躊躇が、思いがけない波紋を投げかけたのである。DNAの構造「二重らせんモデル」を解明してノーベル賞を受賞した一人のジェームズ・ワトソンが、このルイスの躊躇を、貴重な試料を他の人が使えないようにする、科学者にあるまじき行為である、と批判したのだ。ワトソンは、雑誌や議会などで機会があるたびに、この件を報告して、ルイスに対して制裁をほのめかした。ルイスにしてみれば、危険だと判断したことが、研究の自由を侵害したと非難されたのである。

この事件が呼び水となって、未知の生物災害への関心が強まり、1973年1月に初めて、米国カリフォルニア州アシロマでバイオハザードに関する国際会議が開催された。1975年に同地で開催された、すでに述べた、遺伝子組み換え実験をめぐる有名なアシロマ会議は、この会議の第2回目にあたる。

この会議の直後1973年3月に、さらにバイオハザードに対して世の中の関心を強く呼び起こす事件が、英国のロンドンで発生した。ロンドンにある衛生学・熱帯医学ロンドン・スクールで天然痘の研究室を訪れた一人の男性が、天然痘ウイルスに感染した。しかし、その男性は感染に気が付かないまま入院する事態となり、隔離されないまま入院したため、同じ病室にいた婦人を訪ねてきた若夫婦がウイルスに感染して死亡したのだ。この事件の衝撃は大きく、これをきっかけに英国に高度病原体諮問委員会が作られ、バイオハザード対策が講じられるようになったのである。

128

すでに述べた、遺伝子組み換え実験のニュースが世界中に大きな波紋を広げることになるのは、この前後のことだった。

遺伝子組み換え実験成功とバイオハザード

１９７１年、米国スタンフォード大学のポール・バーグが進めていた実験計画が波紋を投げかけた。それはすでに述べたサルにがんを引き起こすウイルス（ＳＶ40）の遺伝子の一部を取り出し、大腸菌の遺伝子とつなげ、哺乳類の細胞に入れるという実験だった。この実験計画を知った研究者たちは驚いた。大腸菌はどこにでもいる細菌であり、そこにがんを引き起こすウイルスの遺伝子を導入すると、何が起きるか分からないからだ。ポール・バーグは、最初、この批判に対する怒りを隠さなかったが、その後思いとどまり、実験計画を中止した。このポール・バーグの実験がもし成功していれば、最初の遺伝子組み換え実験となった。しかし、彼の方法は極めて複雑で、うまくいくかどうかは分からなかったが。

最初に問題となった遺伝子組み換え実験は、カリフォルニア大学のハーバート・ボイヤーが、スタンフォード大学のスタンレー・コーエンと共同で行なった実験で、黄色ブドウ状球菌から抗生物質のペニシリンに耐性を持つ遺伝子を取り出し、大腸菌のプラスミドに組み入れ、そのプラスミドを大腸菌に戻したところ、大腸菌がペニシリン耐性を持ったというものだった。プラスミドとは核外遺伝子と呼ばれ、ＤＮＡがある核の外にある、小さなＤＮＡのことである。この実験に対してバーグ声明が出され、遺伝子組み換え実験の一時停止が行われたことは、すでに述べた通りである。

エイズ・ウイルス誕生の秘密

このように最初は、がんウイルスと大腸菌の組み合わせが問題になった。それ以降も、遺伝子組み換え技術と病原性ウイルスとの関連が、いつも問題になってきた。その問題になったウイルスの一つに、エイズ・ウイルス（ＨＩＶ）がある。このウイルスもまた、さまざまな疑惑に包まれている。多くの人がＨＩＶを知ることになったのは、１９８1年4月、米国カリフォルニア州ロサンゼルスで5人の男性がカリニ肺炎になった、とＣＤＣ（米国防疫センター）が報告したのが最初だった。その後、１９８０年からすでに、多数の発症者がいたことが確認されている。

現代科学史の闇の部分によく登場する人物に米国国立がんセンターの研究者ロバート・ギャロがいる。この人物と、第6章に登場したフランス・パスツール研究所のリュック・モンタニエの間で展開されたのが、エイズ・ウイルス発見論争である。どちらが早く発見したかをめぐって、激しい論争が繰り広げられた。特許が絡んでいたことから、政府間の争いへと発展し、その後リュック・モンタニエが最初の発見者ということが確定した。

このエイズ・ウイルスが、実は生物兵器として開発されたのではないか、という疑惑が強まった。このＨＩＶ生物兵器説を立証しようとした人物が、ドイツの科学者ヤコブ・ゼーガル、リリー・ゼーガル夫妻だった。夫婦はその著書『エイズの起原』の中で、このウイルスが米国国防総省の研究所で開発された生物兵器である、と結論付けた。しかも、その中心にいた人物こそロバート・ギャロだ、というのだ。

ロバート・ギャロは1975年に、人間に白血病をもたらすHTLV-1（ヒトT細胞白血病ウイルス1型）を発見した人物である。科学者が自分の業績を5年間も黙っていることは、通常あり得ないからだ。ロバート・ギャロは、研究の対象として羊に脳脊椎炎や肺炎を引き起こすビスナウイルスに注目して研究していた。ゼーガル夫妻は、ロバート・ギャロが、遺伝子組み換え技術を用いてビスナウイルスとHTLV-1を合成させて作り出したのが、エイズ・ウイルスだと結論付けたのである。

この経緯は、あくまでも推理にすぎないが、十分考えられることだ。この件に関して日本における分子生物学の草分けである柴谷篤弘さんにお伺いしたことがある。柴谷さんは、このようなケースの最大の問題点は「さかのぼって証明できないのが生物というものだ」と指摘された。ゼーガル夫妻の推理を立証する手段は、ロバート・ギャロの証言のみということのようだ。

繰り返される危険な実験

生物の実験は、危険なものが多い。1990年代前半、エイズのワクチンを開発しようとして新たなウイルスの雑種が作られたことがある。人間に感染するエイズ・ウイルス（HIV）とサルに感染するエイズ・ウイルス（SIV）の雑種である。

国立感染症研究所と味の素中央研究所は共同でまず、弱毒の結核菌であるBCGに、HIVの遺伝子を導入して、最初のエイズのワクチン候補を作り出した。次に、そのワクチンの効果を見るため、サルを用いた動物実験が予定された。しかし人間に感染するHIVは、ただでさえ感染力が弱く、サルに感染しないため、実験ができない。そこでサルのエイズ・ウイルスであるSIVと、人間のエイズ・ウイルスであるHIVとを合成することを考えた。こうしてサルに感染する人間のエイズ・ウイルスを作ったのである。

しかし、この雑種ウイルスも感染力が弱かった上に、しかも人から人へとしか感染してこなかったHIVをサルを媒介にして人間に広げるという、新たな感染ルートを作り、拡大をもたらす危険性があった。実際にこのSIVとHIVの合成ウイルスは作られ、国立感染症研究所筑波霊長類センターで、実際に感染させる実験が行われている。もし、このウイルスの雑種が広がったら、と考えると背筋を寒いものが走る。

高病原性鳥インフルエンザ・ウイルス

最近でも同様の事例が、鳥インフルエンザ・ウイルスの論文発表をめぐり起きている。この場合、問題になったのは、同インフルエンザ・ウイルスでも特に毒性が強い「H5N1型」の高病原性鳥インフルエンザ・ウイルスをめぐるものだった。研究者が、この毒性の強いウイルスを遺伝子組み換え技術を用いて改造したところ、哺乳類に感染しやすくなり、空気感染で拡大するように

132

なったというものだった。

いま、このような遺伝子組み換えを用いたウイルスの改造が活発だが、危険と隣り合わせの実験である。研究者としては、このようなウイルスを作り、ワクチン開発に結び付ける狙いがある。ワクチン・メーカーも、新たな市場ができ、大きなメリットがある。そのような思惑が危険な開発を推し進めてきた根底にあるのだ。

しかし、このウイルスは環境中に漏れ出る危険性がある。また、意図的に作り出すことができれば、生物兵器として応用される可能性がある。さらには、論文を参考に、新手のウイルスを作り出すリスクも考えられるのだ。

新型コロナワクチンをめぐる疑惑

新型コロナウイルスがなぜ誕生したのか、さまざまな説が登場しているが、結局、不明のままになってしまった。世界中の研究者が相次いでウイルスの取り出しに成功し、遺伝子を解析した結果を発表している。それらの解析を基に、WHO（世界保健機関）がまとめたところによると、キクガシラコウモリ由来のSARSウイルスと由来が分からない他のコロナウイルスが、野生生物の体内で混合し、遺伝子組み換えを起こした可能性が強いとされている。

人為的な遺伝子組み換えによる誕生説もある。中国の武漢市には中国科学院の武漢ウイルス研究所と、武漢疾病管理予防センターの二つの研究所がある。この二つの研究所はいずれも遺伝子組み換え技術を用い、SARSウイルスの研究やワクチン開発に取り組んでいた。二〇二〇年四月二九日、米国の生命科学資源プロジェクトの科学者ジョナサン・レーサムが全米で放送されたラジオのインタビューで、武漢で行われていたコウモリ由来のコロナウイルスを人間の細胞に入れて増幅させる研究に強い懸念を表明していた。この研究は、ニューヨークにあるエコヘルス・アライアンスが資金を提供し、米中共同で行われていた。同アライアンスのアドバイザーには、米国での生物兵器開発の最前線にある「フォートデトリック研究所」として名高い米国陸軍感染症医学研究所の元司令官だったデヴィッド・フランツがいた。

その他にも、新型コロナウイルスが、遺伝子組み換え技術で改造されたものとする説が登場している。ニューヨーク医科大学の細胞生物学者で解剖学者でもあるスチュアート・ニューマンが口火を切り、新型コロナウイルスは遺伝子操作されたものの可能性があると指摘した。分子生物学者のマイケル・アントニオもまた、遺伝子操作を否定する説に疑問を投げかけている。感染力を強化する研究は、ワクチン開発や治療法開発に向けて世界中で行われているからだ。武漢の研究所でもSARSのワクチン開発を進めるために、日常的にウイルスの毒性を強めるなどの改造が行われ、それを用いた動物実験も繰り返されていた。その改造ウイルスが漏れ出したというのである。

この説を裏付けるための調査を中国政府は一貫して妨げてきた。二〇二〇年一二月にWHO（世界保健機関）が中国で、新型コロナウイルスの起源や感染の広がりなどを調査したが、その調査は中国政府がすべてお膳立てをしたものだった。その結果、研究所から漏れ出たとする説は否定された。英国BBCが中国現地の取材に入った。その発生源と見られる雲南省南西部のトンコワン地区を訪ねようとした際に、道路には障害物が置かれ、私服の警察官が行く手を阻み、先へ進むことができない状態になっていた。結局取材は断念せざるを得なかった。

バイオテクノロジーの応用が進み、日常的にウイルスや細菌が改造されている。遺伝子組み換え技術に続きゲノム編集技術が登場し、そのような改造微生物を扱う施設も世界中にくまなく広がっている。そこから改造した微生物が漏れ出れば、いつでも新型感染症をもたらすバイオハザードがあり得る状況になってきている。

遺伝子組み換え作物がもたらした新種の微生物

遺伝子組み換え作物で最も多く作られている種類の一つが、除草剤耐性作物だ。そのほとんどが、米モンサント社（現在バイエル社）が開発した、ラウンドアップに耐性を持たせた作物である。

遺伝子組み換え作物の栽培が拡大するにつれて、ラウンドアップの使用量が増え続けている。そのことが新種の微生物を出現させ、家畜の不妊や自然流産を引き起こしている可能性があると、米インディアナ州立パーデュー大学名誉教授ドン・M・ヒューバー（植物病理学、生物兵器、疾病等を専門とする）が警告を発したのである。そして、ラウンドアップ耐性作物の規制緩和を即刻中止するよう求める書簡を2011年1月に農務大臣あてに送った。

この微生物は電子顕微鏡（3万6000倍）でしか見えない病原体で、すでに広範に広がっている。ヒューバーはこの微生物を「顕微鏡の病原体」と名付けており、動植物（おそらく人間も）の健康に有害な影響を与える可能性があるとしている。除草剤ラウンドアップ耐性品種の大豆やトウモロコシ製品に高濃度で含まれているため、ラウンドアップ耐性遺伝子または除草剤ラウンドアップとの関連が疑われるという。植物では、収穫を減らす原因になっている2種類の病気（大豆の突然死症候群とトウモロコシの立ち枯れ病）にかかった植物から、この微生物が多量に検出されている。

動物では、自然流産や不妊になった多種の家畜の体内にこの微生物が存在することが確認されており、臨床実験でも流産を引き起こすことが確認されている。この間、高濃度の微生物に汚染された小麦飼料を与えられていた妊娠した雌牛1000頭のうち450頭が流産し、汚染のなかった同時期に牧草を与えられていた雌牛1000頭では1頭も流産しなかった、というデータもあるという。

原因や拡散状況、影響などが突き止められていない現状では、少なくとも十分なデータが得られるまで、農務省は除草剤耐性の遺伝子組み換え作物に対する規制を緩めるべきではない、と同教授は訴えた。この遺伝子組み換え作物の拡大は、さまざまな予期しない問題を引き起こす可能性がかねてから指摘されていた。特に問題となるのが、予期しない生物の誕生によって引き起こされるバイオハザードである。この新たな微生物の出現の疑惑は、遺伝子を操作する技術の未来を暗示しているようだ。

136

第3部

フードテックという名の企業の食料支配

第13章 ―― 農薬企業がなぜ種子にこだわるのか

種子は誰のものか？

1980年代初め頃から農薬メーカーなどの化学企業が相次いで種子企業を買収し、支配に乗り出し始めた。種子を支配するものが食料を支配できる状況が訪れることを先取りしたものである。その最大の要因が、遺伝子組み換えなどバイオテクノロジーの登場だ。そこには、特許権などの知的財産権が極めて強い力を持ち始めたことが背景にあった。それが今日の遺伝子組み換えやゲノム編集の作物をもたらした大きな要因になったのである。

種子は、次世代へ、さらにその次の世代へと命をつないでいく大切なものであり、地球の生きとし生けるものの営みを支える基本である。また、米、麦、大豆、トウモロコシなど、種子の多くが私たちの食べものになり、人々の命を育んできた。その大切な種子が、いつの間にか企業の支配下に置かれ、新品種の開発が進められ、金もうけの手段になっているのが、いまの状況だ。

種子が特許になり、企業が種子を支配でき、それが食料の支配までもたらすようになった。種子は地球の所有物であり、特定の企業のものではないはずだ。それが、大きく変わってきたのである。出発点は、生命を特許として認め、企業の所有物とすることを認めたことにある。

生命特許が認められる

1980年に初めて、生命特許が認められた。経緯はこうだ。米国GE（ジェネラルエレクトリック）社は、同社の研究者であるチャクラバティーが開発した、重油分解能力を高めるように改造した細菌を、特許庁に申請した。その時、米国特許庁は、生命体に特許はあり得ないとして、特許として認めなかった。そこでGE社は裁判に持ち込んだのである。その最高裁の判決が出たのが1980年だ。5対4の僅差で特許として認める判決だった。これが初めて認められた生命特許だった。

生命特許は、最初は微生物から始まったのである。もし最初に動物ができていたら、認められなかっただろう、といわれている。微生物の次に認められたのが、植物特許で、1985年のことだ。米国特許商標庁の審判部のヒバードは、モレキュラー・ジェネティクス社が開発したトリプトファン含有量の多いトウモロコシについて、審査官の判断を覆し、特許として認めたのである。ヒバート事件とも呼ばれ、微生物に続く生物特許だった。

そして、微生物や植物に続いて動物までもが特許として認められる。ハーバードマウスと呼ばれる、同大学の研究者が開発したがんを起こしやすくした実験用マウスだ。デュポン社が商業権を持つため、デュポンマウスとも呼ばれた。この動物特許が認められたのが、1988年のことであ

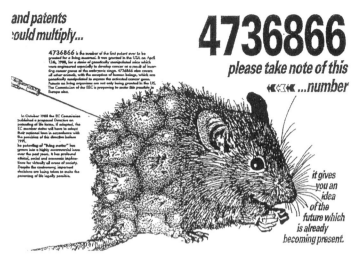

世界で最初の動物特許（デュポンマウス）数字は特許番号

る。このように1980年代に米国で相次いで生命特許が認められるのだが、この時点で生命特許を認めた国は他にはなかった。

このように相次いで生命特許を認めた背景には、米国の特許制度の独自性がある。特許制度は、各国主義であり、それぞれ異なる制度をとっているのだが、米国は特に変わっていた。このことは後で詳しく述べるが、その後1995年にWTO（世界貿易機関）体制が始まり、特許制度の国際化が進むにつれて、米国の独自性は徐々に変更されていくのである。

米国の特許制度の独自性が生命特許をもたらした

なぜ米国は先行して生命特許を認めたのか。その背景には、米国経済が陥っている深刻な経済危機があった。「黒い木曜日《ブラックサーズディ》」と呼ばれた、かつての世界恐慌を髣髴とさせた出来事も起きた。その危機の巻き返し政策として取られたのが、知的財産権戦略（知財戦略）と呼ばれるものだった。米国通商法の３０１条が不公正貿易での制裁措置を定め「スーパー３０１条」と呼ばれていたが、同法１８２条では知財での不公正貿易に対する制裁措置を定めたことから、特別に「スペシャル３０１条」といわれていた。それを武器に世界経済の支配者としての立場の維持を狙ったのである。米国経済は知的財産権への依存度が高く、特に権利の範囲の広い基本特許を多数押さえていた。

その際、考えておかなければいけないことがある。それが米国特許制度の独自性だ。特許制度は各国主義であり、それぞれの国に届け出なければならないが、それぞれの国で異なる制度を持っていた。それを特許の属地主義という。米国の場合、他の国と大きく違い、概念特許というものが存在する。例えば数式までもが特許になるのだ。特許制度というのはもともと、工業製品の発明品に対して、それまでのものより優位性があったり先進性があったりするものに対して、それを開発した人に与えられる権利である。公開と同時に、その発明を使用する場合は特許権の使用料を払わなければならない。工業製品の発明品であるから、概念特許など通常はあり得ない。

ＰＣＲ法は、いまではあたり前のＤＮＡの解析方法になっているが、当初、このようなＤＮＡの増幅の方法があるという考え方を示して概念特許を取得している。その時にはまだ、実際にその方法は確立していなかったにもかかわらず。その後、実際に方法が確立し、機械ができた際にも、新たな特許が成立している。

もう一つ米国の特許制度で、他の国と大きく異なるものに、先発明主義がある。実際に先に発明したことが明確であれば、特許権を取得できる制度である。他の国では先登録主義が採用されている。最初に登録した人に特許権が与えられる。この先発明主義が利用されて、日本企業が相次いで訴えられるという事件が起きる。サブマリン特許といって、発明したことを黙っていて、後から「先に発明した」ということで、特許料を請求される事件が相次いだのである。当時、光ファイバーやコンピュータのソフトウェア、半導体、そしてカメラのオートフォーカス技術などで、相次いで日本企業が訴えられる事件が起きたのだ。

また、米国は多くの基本特許を押さえているため、幅広く権利を主張できるのだ。例えば、液晶技術では米国企業が基本的な技術で特許権を押さえていた。日本企業が、電卓などによって液晶技術の実用化で先行したが、結局、米国企業の掌の上で踊らされていたのである。その取り組みを強化しようというのが、米国政府が進めていた知財戦略だった。

遺伝子特許まで認められる

さらに米国においては、生命特許に続いて遺伝子特許まで認める動きが出てくるのだ。1990年代に入り、米国政府は国家バイオテクノロジー戦略を打ち出した。国を挙げてバイオテクノロジーを推進する態勢を作ろうというのである。ちょうどヒトゲノム解析やイネゲノム解析などが始まり、遺伝子探しが過熱化した時期にあたる。この戦略の最大の狙いは、いち早く遺伝子を見つけ、遺伝子特許を取得し、経済の支配者としての地位を維持しようというものだ。すでに、21世紀は、遺伝子を支配するものが世界を支配できるという考え方が強まっていた。

米国で最初に遺伝子特許が認められるのが1998年で、EST特許と呼ばれるものだった。米国のベンチャー企業のインサイト・ファーマシューティカルズ社が申請したものである。遺伝子はもともと生命体が持つものだ。自然にあるものを新たに発見しても、それは特許にならない。DNAそのものは特許にならないのだが、では何が特許になったのか。この場合は、逆転写して得られたcDNAというものを申請して認められたのである。

cDNAとは何か。DNAにある情報はメッセンジャーRNA（mRNA）に転写され、それがアミノ酸をつなげ、そのアミノ酸がつながったものがたんぱく質だ。最初は、DNAの情報がRNAに写されるのである。その際、その情報は圧縮されて写される。DNAの情報にはmRNAに写されないところが多い。その転写されたmRNAから逆転写して得られるDNA情報のことをcDNAという。こうすることで、自然界にあるものそのものではないということで特許が成立したのである。現在、遺伝子組み換えやゲノム編集は、ほとんどcDNAの形で遺伝子を利用している。

生命特許の国際化進む

最初は、米国で進んだ生命の特許化、遺伝子の特許化だが、やがて国際化していくことになる。それをもたらしたのが、WTO（世界貿易機関）の設立であり、それに伴い作られたTRIPs（知的財産権）協定が成立したことが大きかった。これにより特許の国際化時代が始まった。特許制度は、属地主義から国際化に向けて動き出したのだ。従来のように各国ごとに特許権が異なると、貿易障壁につながるという考え方である。そして日米欧三極特許庁長官協議が始まり、それが1999年から主要先進国特許庁長官非公式会議（特許G7）となり、国際統一化が図られたのだ。これ以降、国際特許という考え方が広がっていく。日本が生命特許や遺伝子特許を認めるのも、この国際化の過程のことだ。それとともに、日本でも知財戦略が打ち出されるのである。

日本政府が「国家バイオテクノロジー戦略」を打ち上げたのは、1999年1月29日のことだった。農水省、通産省、文部省、厚生省、科学技術庁の5省庁が共同で「バイオテクノロジー産業の創造に向けた基本方針」を発表した。バイオ産業こそ21世紀の中心的な産業になると考えて、強力な梃入れを行うための総合戦略である。

同年6月8日には、日本バイオ産業人会議が設立された。代表世話人には、バイオインダストリー協会理事長で、味の素相談役の歌田勝弘が就いた。世話人には、富士通、日立製作所、アサヒビール、三菱化学など、バイオ関連企業の社長クラスが名を連ねた。設立の日には、「わが国バイオ産業の創造と国際競争力強化に向けて」と銘打った緊急提言がまとめられた。さらに同7月13日には、5省庁が「バイオテクノロジー産業創造に向けた基本戦略」を発表した。

このような遺伝子特許戦略と平行して、知的所有権自体を戦略とする、政府の方針も確認されていった。この知財戦略に特に熱心だったのが、小泉政権だった。2002年2月25日に知的財産戦略会議が作られた。同年7月3日には、同会議によって「知的財産戦略大綱」が発表され、2003年3月1日には「知的財産基本法」が施行され、同日に内閣に「知的財産戦略本部」が設置された。この一連の戦略に基づいて、国を挙げてゲノム解析と遺伝子特許取得、さらに新たな商品の開発に向かった動きが活発になっていった。

この知財戦略によって、遺伝子組み換えやゲノム編集で遺伝子を改造した作物や動物が特定の企業のものになり、特定企業による食料支配をもたらしてきたのである。しかし、企業による知財戦略による食料支配の仕組み作りは、それだけではない。

植物新品種保護制度が改正される

世界的な知財戦略強化の動きは、特許制度にとどまらない。１９９１年にＵＰＯＶ（植物の新品種保護のための国際同盟）条約が改正された。もともとこの国際同盟と条約は、新品種の開発者の権利を保護するために、１９６１年に作られた。例えば、稲などの穀物やリンゴなどの果実で新たな品種を開発した際に、開発者に対して権利を付与するための国際条約である。しかし、従来の条約は、知財保護としては大変弱いものだったことから、１９９１年の改正は、それを強化したものであった。その背景には、ここにも遺伝子組み換え作物の登場があった。この時期にはモンサント社など多国籍農薬企業が、種子開発の主導権を握り始め、権利強化を求めていた。

ＵＰＯＶ条約の大幅な改正は次のようなものだった。適用の範囲が従来の農作物４３０種類から全植物種に拡大された。農作物以外の植物まで対象となったのである。また、適用範囲が種苗の販売だけでなく、その種子をまいて得られた収穫物や販売物にまで拡大された。これにより、自家採種が規制されたのである。さらにはバイオテクノロジーへの対応から、保護の適用範囲が、従来の種苗から、細胞一つにまで拡大された。その他にも保護期間の延長など、遺伝子組み換え作物の登場に合わせた変更が行われたのである。

同時に、それまでの植物新品種保護制度では、同制度での保護と、特許の保護の二重保護が禁止されていたが、それを解禁した。これにより企業が開発した遺伝子組み換え作物の新品種が、より強い権利である特許制度でも守られるようになっただけでなく、農家の自家採種が規制されたため、企業の権利は手厚く守られると同時に、農家の権利は著しく損なわれることになったのである。

種子法廃止・種苗法改正問題が起きる

日本では2021年に、種苗法改正問題が起きた。種苗法はUPOV条約の国内法である。日本政府はUPOV加盟とともに、同条約が国内法制定を求めていたため、これに合わせて、1947年に公布した農産種苗法を改正して、1978年に新たに種苗法として公布したのである。その後、1991年にUPOV条約が改正されたため、それに合わせる形で1998年にこの種苗法が改正される。しかし、その際の改正は国際条約に比べてとても緩やかなものだった。2021年になり、ゲノム編集作物が登場したことから、政府は種苗法を1991年のUPOV条約改正に合わせる形で改正する動きを強めていくのである。

新品種の開発は、長い間、農家が担ってきたが、その農家から、自治体などの公的な農業試験場に移り、さらに民間企業に移り、その企業の中心が多国籍農薬企業へと移ってきた。日本では、農家から自治体の農業試験場に開発の主体を移行したのが戦後の食糧難の時代だった。主要農作物種子法（種子法）が施行され、稲や麦などの主要農作物の新品種開発が自治体を中心に進められるようになった。地域に合った作物をその地域によって開発するという、もっとも理想的な形が作られたのである。種苗に関する法律には、この種子法と種苗法がある。自治体を中心に開発を促進するよう求めてきた種子法は、ゲノム編集技術が新品種開発の方法として登場すると、開発の主体を民間企業に移行させるため廃止が打ち出されるのである。こうして2018年に種子法は廃止され、開発の主体を全面的に民間企業に移行させたのだ。しかもこの廃止に伴い、それまで自治体が蓄積していたノウハウまでも民間企業に提供することが求められたのである。

政府はもう一つの種苗法による規制を強化するため改正を図り、その改正種苗法が2022年4月に施行された。この施行により、従来、登録品種の一部に限られていた自家増殖・自家採種禁止が全植物種にまで拡大された。農家は勝手に種子を採ってはいけなくなったのである。これにより種子企業の利益は増えたが、農家の権利は著しく制約されることになってしまった。遺伝子組み換えやゲノム編集などで遺伝子を操作した作物を開発する多国籍農薬企業などの権利は強化され、食の安全はいっそう脅かされるようになったのである。

種子を支配するものが食料を支配する

この知財強化の流れは、安倍政権以降の国家戦略と密接につながっている。種子を支配するものが食料を支配するという現実が、モンサント社（現バイエル社）などの多国籍企業によって現実化した。種子を支配するには知財を支配することが重要である。それをもたらすものこそ、遺伝子組み換えやゲノム編集などの新技術による新品種開発だというのである。

日本政府は、安倍政権以降さまざまな分野でイノベーションを推進してきた。農業分野では知財を獲得し、種子を支配し、食料を支配していこうという戦略である。その知財戦略の柱が種子法廃止と種苗法改正だった。この法廃止と改正は、ゲノム編集技術という新たな種子支配の技術が登場したのに合わせたタイミングで出てきたのである。

第14章――開発企業の罪と罰

バイエル社という戦争企業

遺伝子組み換えやゲノム編集技術などの遺伝子操作を用いて新品種を開発し、知的財産権で種子を支配し、それを通して食料を支配するというのが、遺伝子操作企業の世界戦略である。遺伝子操作にかかわる産業分野としては、食料とともに、大きな利益が上げられる分野に医薬品がある。バイオ医薬品では、米国ファイザーやスイス・ロッシュなどの巨大企業がけん引してきたが、食料では農薬企業がけん引してきた。医薬と農薬の両方に取り組んでいる企業も多い。その代表的な企業が独バイエル社、スイス・シンジェンタ社だといえる。

農薬企業で種子支配に乗り出して、遺伝子組み換えなどバイテク分野で先頭を走ってきたのが、米国モンサント社であった。そのモンサント社を買収し、世界最大の種子企業になったのが、ドイツのバイエル社だ。もともとバイエル社は、第一次世界大戦、第二次世界大戦で積極的に戦争協力を行い、毒ガス兵器の開発を進めてきた企業である。

かつてドイツでは、化学産業は一体化して国と戦争協力体制を作り上げていた。それがイーゲー

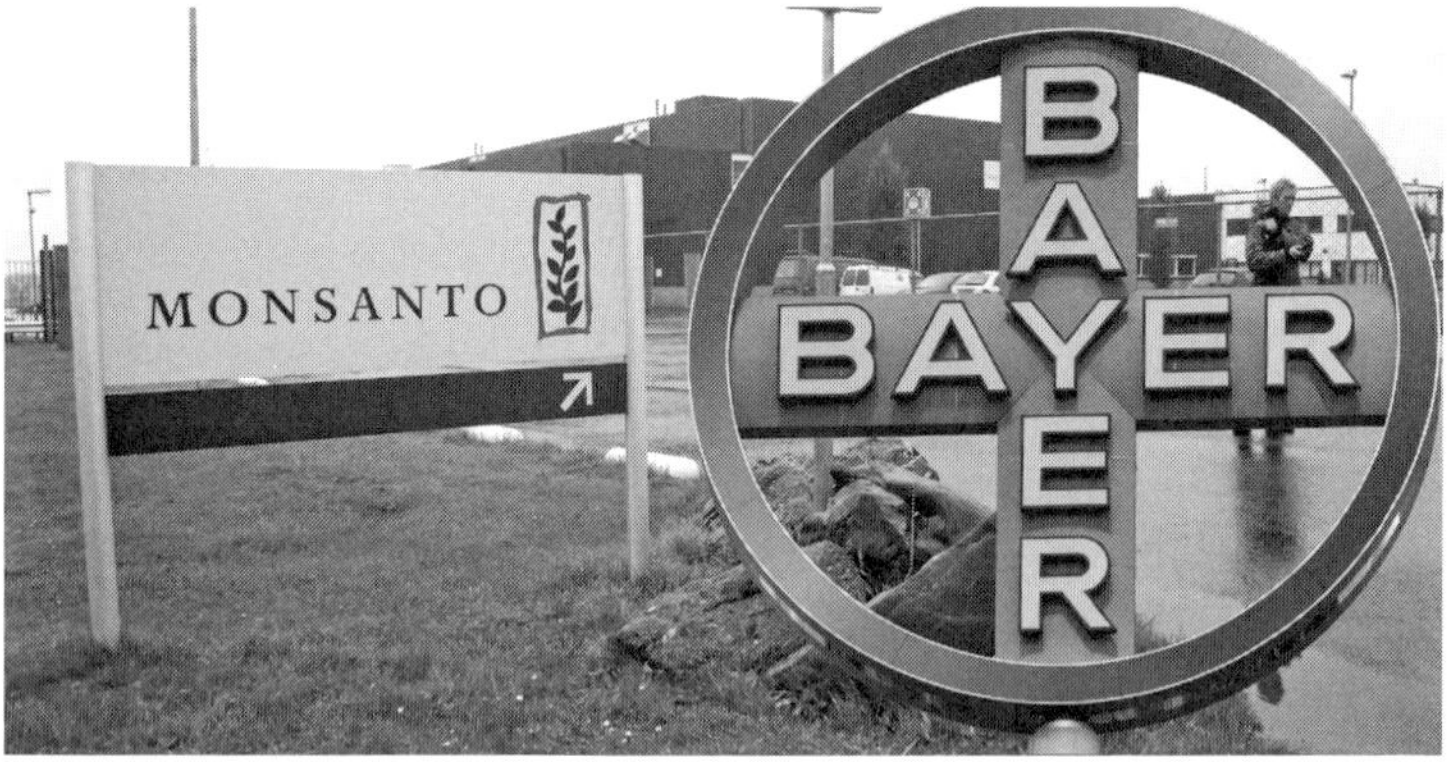

独バイエルが米モンサント社を買収

（ＩＧ）ファルベンという企業連合体である。その中心にいたのがバイエル社だった。第二次大戦時は、ナチス・ドイツに全面的に協力し、戦後、企業としては珍しくニュールンベルク裁判で裁かれたのだ。同社は戦時下、毒ガス兵器を開発していたが、それが戦後、農薬となって世界中に売り込まれていったのである。

バイエル社が開発したのが有機リン系殺虫剤だが、戦後、殺虫剤の主役として、日本でも水田などで大量に使用された。もう一つの殺虫剤の主役が有機塩素系殺虫剤だ。その先駆けがＤＤＴだが、それを開発したのが、スイス・シンジェンタ社の前身の一つであるガイギー社である。同社は、戦時中、特許権を放棄して戦争に協力し、連合国軍がジャングル戦での蚊対策などにＤＤＴを用いた。現在、シンジェンタ社は世界最大の農薬企業である。

このように現在、遺伝子組み換えやゲノム編集技術を用いて作物を開発し、種子支配を進めている企業は、戦争に深くかかわった農薬企業だが、バイエル、シンジェンタ社と並んで支配者として君臨している企業がコルテバ・アグリサイエンス社だ。この3社が世界の農薬と種子を支配しているアグリビジネスのビッグスリーといえる。このコルテバ社は、デュポン社とダウ・ケミカル社が合併して作られた企業だ。デュポン社は米国を代表する軍事企業であり、現在はPFAS（有機フッ素化合物）汚染でその責任が追及されている企業である。ダウ・ケミカル社はベトナム戦争で枯葉剤を製造し、モンサント社と並んで，その責任が問われた企業だ。

このように現在、種子支配している巨大企業は、いずれも軍事と密接に関係し、戦争責任が問われてきた。それらの企業が、1980年代から遺伝子組み換え作物の開発を進めてきたのだ。

そしてそれらの企業が行った、種子支配の手法が問題になっていくのである。それを象徴するのが、パーシー・シュマイザー事件だ。

パーシー・シュマイザー事件起きる

この生命特許や遺伝子特許が農家の権利を著しく殺ぐことを示したのが、パーシー・シュマイザー事件である。いまはバイエル社に買収されたモンサント社が食料支配の武器に用いたのが、知的財産権だった。特許で農民を縛ったのである。

事件は、シュマイザーさんの畑の周囲に遺伝子組み換えナタネが広がり、起きた。シュマイザーさんの一家は代々、毎年ナタネの自家採種を行い、翌年にまく種子にしてきた。しかし、周囲からの汚染の拡大がシュマイザーさんの畑にまで及んできたのだ。それが自家採種用の畑にまで及び、種子を汚染したのである。

モンサント社がまだ、バイエル社により買収される前の出来事だった。モンサント社はその特許を守るためにモンサントポリスを雇っていた。農家がモンサント社の種子を勝手に使用しないための監視役である。絶え間ない監視が続けられていた。農家の畑に入っていき、そこにある作物を勝手に採取し、遺伝子組み換え作物が使われていないかどうかを検査していた。

そのモンサント社の調査がシュマイザーさんの畑にやってきて、その畑に自社の遺伝子組み換えナタネが作付けされているとして、彼を訴えたのである。それが特許権侵害か否かを争うものだった。一審、二審とも、原因はともあれ、シュマイザーさんの畑にモンサント社のGMナタネがある以上、特許侵害にあたるとして、シュマイザーさんは敗訴したのである。本来であれば、周辺の畑を汚染したとして責任を問われるべきはモンサント社のほうだろう。しかし勝訴したのはモンサント社だった。

この裁判をめぐり、世界中からシュマイザーさんへの支援の輪が広がった。

しかし、2004年5月21日に最高裁判決が下され、結局、特許侵害に関して覆ることはなかった。ただし、それによりシュマイザーさんは利益を得たわけではないので、損害賠償の支払いは必要ない、としたのである。国際的な世論の高揚により、痛み分けの判決になったのである。

この事件を始めとして、米国やカナダでは、農家や種子業者がモンサント社から訴えられる事件が相次いで起きている。その象徴的な事件が2013年5月13日の米国連邦最高裁判所の判決である。モンサント社が特許権侵害で米国の農家を訴えた事件で、モンサント社の訴えを認める判決を

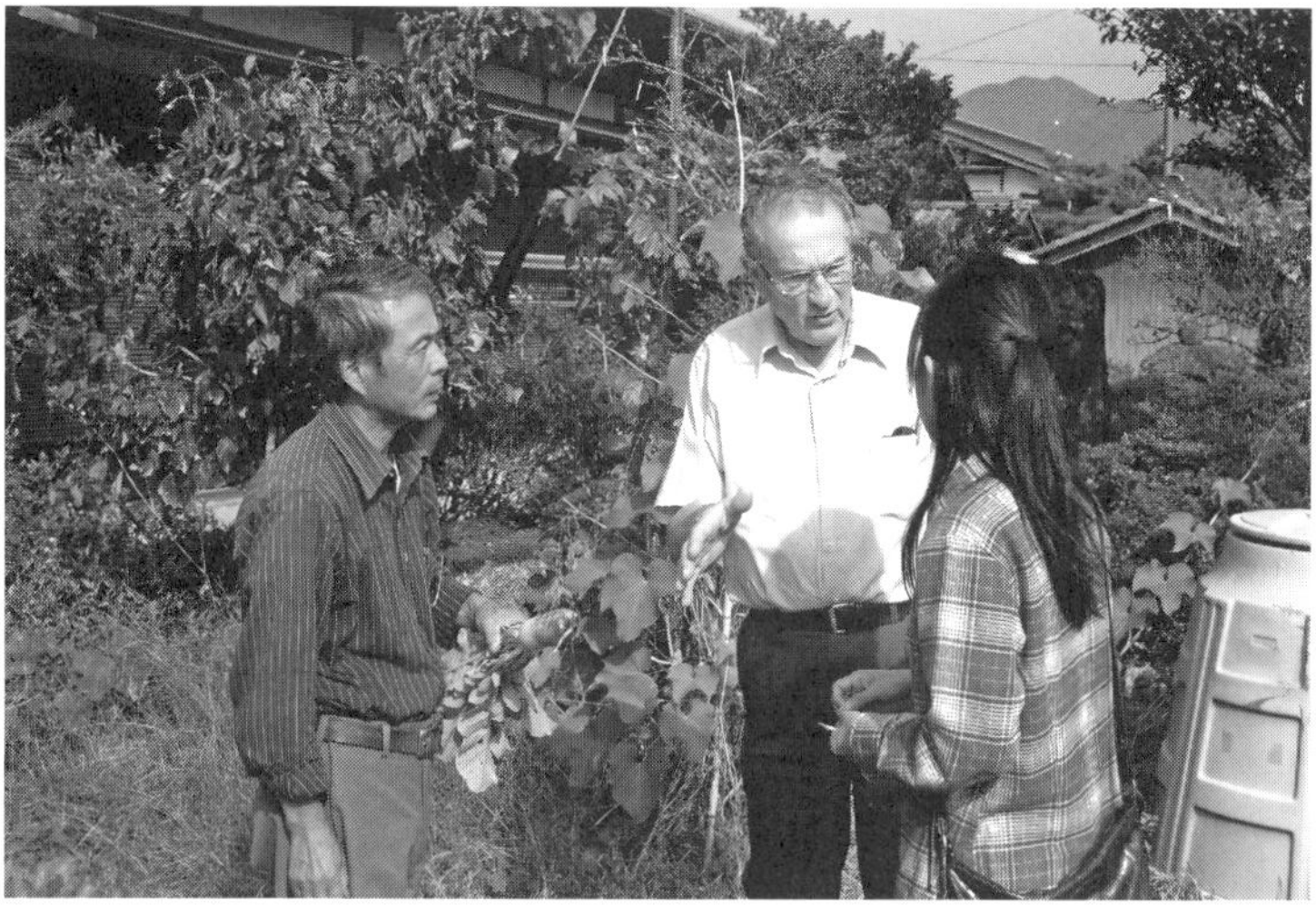

パーシー・シュマイザー氏（2010年、岐阜の農家を訪問）

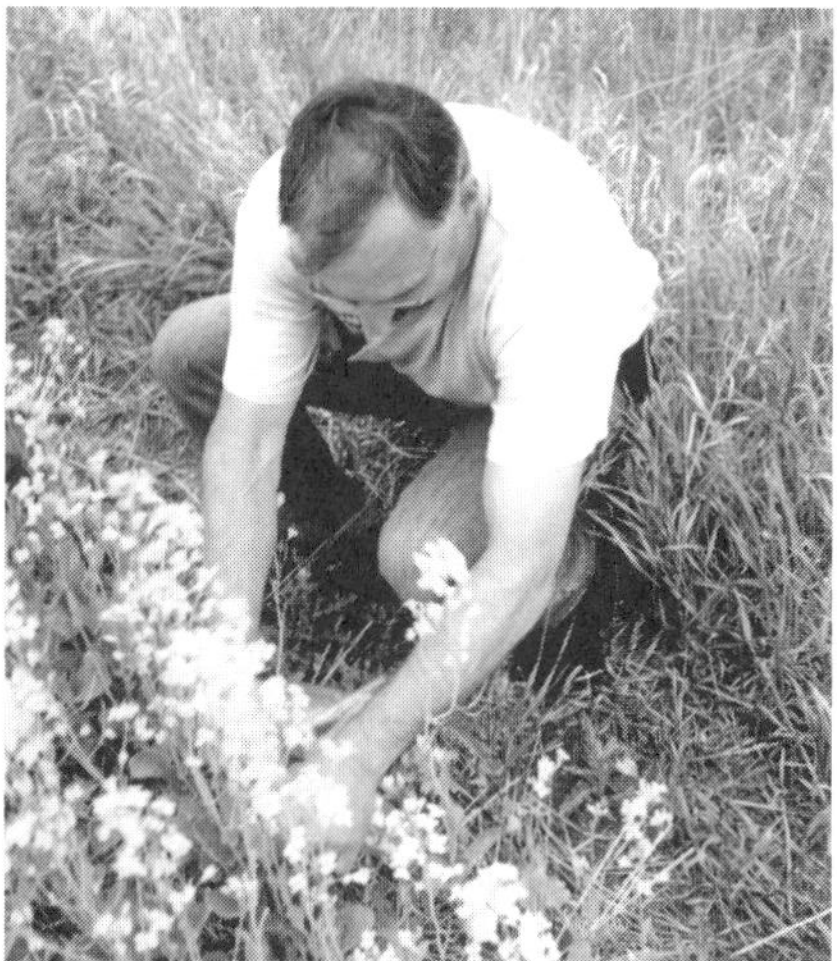

モンサントポリス（パーシー・シュマイザー氏提供）

下したのである。事件の概要は次の通りだ。

インディアナ州の農家ヴァーノン・ボウマンさんが穀物倉庫会社から購入した大豆種子をまいて栽培した。その種子にモンサントが特許を保有する除草剤耐性大豆が混じっていたため、これを栽培・収穫したのはモンサントの特許の侵害にあたるとして、同社がボウマンさんを訴えたのである。ボウマンさん側は、この種子は穀物倉庫から合法的に購入したものであり、モンサントの特許権は及ばない、と主張した。最高裁判所は判決の中で、特許対象となっているモンサントの種子を栽培・収穫することで、モンサントの特許技術のコピーを作ったことになるため特許権は及ぶ、とモンサント側の主張を認める判決を下したのである。しかも混入させないための努力を怠ったモンサント社の責任は問われていない。一方的な企業権益の勝利である。このような主張が認められるということは、極端なことをいえば意図的に遺伝子組み換えの種子を混入し、訴訟を起こすことも可能になるわけである。種まき前にそれをすべてチェックすることはできない。

遺伝子特許をめぐる判決は、このように企業の特許権を強く後押しする形となっている。見て分かる通り、特許権などの知的財産権は、企業の権利を強め、農家など一般の市民の権利を著しく損なうものである。しかし企業は、知財戦略を強めており、利益の源泉にしている。それは無防備な市民の権利を奪うよう機能している。

攻撃される科学者

遺伝子組み換え食品の安全性について、学者やジャーナリズムが少しでも疑義を呈すると、徹底的につぶすというのが、開発メーカーの手法である。最初に攻撃されたのが、英国アバディーンにあるローウェット研究所のアーパド・プシュタイ博士だった。同博士の実験の詳細はすでに第10章で触れたが、遺伝子組み換え食品の危険性を示すとともに、安全性を評価する方法をもたらすものだった。しかもその結果は、遺伝子組み換え作物を推進している農薬企業にとって大きな痛手となる内容だった。博士は、実験の内容は早く市民に知らせるべきだと判断して、論文にまとめて発表する前にマスメディアで発表することを選んだのである。1998年8月にプシュタイ博士の実験結果がテレビで発表された。極めて衝撃的な内容であり、世界的に大きな反響をもたらした。このことで、世界中の遺伝子組み換え食品を推進している企業や研究者から激しく攻撃を受けることになる。それは大きな社会問題となり、博士は研究所を解雇されたのである。

次に攻撃を受けたのが、ロシアのイリーナ・エルマコバ博士だった。この実験結果も第10章で述べている。攻撃のきっかけは日本での講演だった。日本に到着して講演会で研究結果を発表するや否や、激しい攻撃を受けることになる。モンサント社など推進している企業や研究者は、総がかりでイリーナ・エルマコバ博士批判を展開し、同博士の研究者としての命まで絶とうとしたのだ。

次に攻撃を受けたのが、フランス・カーン大学の分子生物学者で内分泌学者のジル・エリック・

セラリーニ博士だった。セラリーニ博士らの研究チームが行った実験結果については、第7章で述べている。

このセラリーニなどが行った動物実験を掲載した論文は、すでに述べたように『食品と化学毒物学』誌に掲載されたが、同誌がその掲載を取り消した。この論文掲載取り消しに直接つながると思われるのが、2013年初めに同誌の編集スタッフとして元モンサント社にいた科学者でバイオテクノロジー業界と強いつながりのあるリチャード・E・グッドマンが入ったことだ。加えて、論文掲載後に起きた、GMO推進派による徹底的な同誌攻撃が原因と考えられる。その後、この論文掲載取り消しの経緯の詳細がフランスの『ル・モンド』紙で明らかにされた。そして論文掲載が取り消されたことから、論文そのものを見ることができなくなったため、『環境科学・欧州』誌がこの論文を再掲載したのである。

メキシコでの汚染の告発

このように遺伝子組み換え作物や食品を少しでも批判したり、実験でその有害性を示すと、推進する企業や研究者から激しく攻撃されてきた。そのような状況を伝える映画が公開された。それが『サイエンティスト（原題・攻撃される科学者たち）』（2010年、ドイツのデンクマル・フィルム）で、日本語訳及び配給は小林・大木企画が行った。その中ですでに紹介したアーパド・プシュタイ博士と並んで紹介されているのが、米国カリフォルニア大学バークレー校の科学者イグナシオ・チャペラ助教授だ。同氏は、徹底した現地調査を通してメキシコ・オアハカ州において、遺伝子組み換えトウモロコシがメキシコの原生種を汚染していることを明らかにしたのである。

この調査結果は、『ネイチャー』誌2001年11月29日号に掲載された。ところが掲載されるや否や、同誌やチャペラ助教授に対しても、その研究を批判し、研究者としての命を奪うような激しい攻撃が加えられた。その結果、同誌が掲載を取り消すという事態になったのである。ここでも同じことが繰り返されたのだ。

その後、メキシコ国立生態学研究所が現地調査を行い、チャペラ助教授と同じ手法で調査・分析を行い、その結果を2002年8月12日に発表した。そこでチャペラ助教授の正しさが証明されたのである。現在、メキシコ政府は遺伝子組み換えトウモロコシの栽培はもちろん、米国産トウモロコシの輸入を禁止しているが、その出発点になった事件といえる。このように多国籍農薬企業など、遺伝子組み換えやゲノム編集食品を推進している企業や研究者は、自分たちに少しでも都合が悪い研究や結果に対して激しく攻撃を加え、その結果、科学研究が歪められてきたのである。

メキシコ政府が米国産トウモロコシの輸入を禁止している件は、その後、国際的な紛争にまで発展している。米国政府とカナダ政府は、カナダ・米国・メキシコ貿易協定（ＣＵＳＭＡ）に基づき提訴した。それに対してメキシコ政府は強く反発しており、米国やカナダの環境保護団体や消費者団体など市民はメキシコ政府を支援している。それらの団体は2024年4月に共同で「メキシコは食料供給の将来を決定する権利を有する主権国家である」とする抗議の文書を発表した。

第15章――次々に開発される新たな遺伝子操作技術

規制逃れの技術開発から始まる

いま遺伝子組み換え、ゲノム編集技術の応用が拡大し、次々と新たな遺伝子操作技術が登場、種子開発が進められている。その背後にあるのが、規制逃れである。

NTTグリーン&フード社が、エピゲノム編集技術を用いて高温耐性のヒラメの養殖を進めている。このエピゲノム編集はゲノム編集技術と同じ方法を用いている。すなわち遺伝子組み換えと同じ方法を用いているにもかかわらず、遺伝子組み換えではないとして、カルタヘナ法の規制の対象ではなく、食品としての安全審査も、食品表示も必要ないという考え方で開発が進められている。

現在、このような規制逃れの動きが活発になっている。この規制を逃れる動きを積極的に推し進めてきたのが、規制が厳しいヨーロッパの研究者や企業だった。EUでは、遺伝子を操作するが「GMO（遺伝子組み換え生物）ではない」という新育種技術（NPBT、New Plant Breeding Techniques）での新たな作物開発が盛んに進められてきた。その中心にいるのが、オランダの研究者で、その背後には多国籍農薬企業がいる。それらの研究者が中心になり、EUの政府機関である欧州委員会に規制しないよう働きかけてきた。そして欧州委員会のシンクタンクであるＪＲＣ（Joint Research Center）がその働きかけに応えて、このＮＰＢＴを定義したのが２０１１年のことだった。そこで取り上げたのは8種類だ。ゲノム編集、オリゴヌクレオチド指定突然変異導入技術（ＯＤＭ）、ＲＮＡ依存性ＤＮＡメチル化（ＲｄＤＭ）、シスジェネシス・イントラジェネシス、接ぎ木、逆育種、アグロインフィルトレーション、人工ゲノムである（**表Ａ参照**）。

ここにはすでにゲノム編集が入っているが、これはまだCRISPR-Cas9《クリスパー・キャスナイン》が登場する前のものだ。ここでポイントになるのが、遺伝子組み換え技術のように操作後に外来遺伝子が残っていないことだった。分かりやすい例として接ぎ木が挙げられる。遺伝子組み換えの台木に通常の木を接ぎ木し、果実などを生産する。台木にある遺伝子組み換えの性質は果実に移行するが、組み換え遺伝子は移行しない。そのため規制の対象にならないという考え方である。

日本では、日本学術会議が２０１４年に「植物における新育種技術（ＮＰＢＴ）の現状と課題」を作成した。そこでは欧州委員会がまとめた8種類の技術に加えて「ＳＰＴ（Speed Production Technology）」を加えている。これは迅速で効率よく行う育種である。例えば果樹などは開花させ実るまでに長い時間を要する。その開花を早めたり世代を促進する技術である。

その後、日本政府が２０１４年度から開始した「戦略的イノベーション創造プログラム（ＳＩＰ）」において、このＮＰＢＴ推進が打ち出され、予算が付けられた。このＳＩＰは、その後、２０１８年度から総合イノベーション戦略へと受け継がれ、その最初に問題になったのがCRISPR-Cas9の登場によって急速に応用が広がってきた「ゲノム編集技術」への対応だった。しかし日本政府は、

表A　新育種技術

オリゴヌクレオチド指定突然変異導入技術	手を加えた小さなDNAを導入し突然変異を起こさせる
シスジェネシス	同じ種の遺伝子、あるいは交雑可能な近縁種の遺伝子を導入する
イントラジェネシス	同種や近縁種の遺伝子に変更を加えて導入する
RNA依存性DNAメチル化	DNAではなく、DNAを外からコントロールしている部分に働きかける
接ぎ木	遺伝子組み換えの台木に通常の木を接ぎ木して果樹の実などに台木の性質を生かす
逆育種	優良雑種系統からその両親を創り出す
アグロインフィルトレーション	病気を引き起こす遺伝子を導入したウイルスや細菌を接種して病気への耐性を作る
人工ゲノム	人工的に合成した遺伝子を用いる

NPBTは規制しないという最初の目論み通り、ゲノム編集技術は「遺伝子組み換えと異なり外来遺伝子が残っていない」という理由で、規制しないことを決定したのである。

　このようにNPBTへの対応は、CRISPR-Cas9の登場をきっかけに、規制の網を潜《くぐ》り抜けて進むことが大手を振って行われるようになった。その他にも、リージョナルフィッシュ社が開発を進めているヒラメのエピゲノム編集技術での改造もまた、RNA依存性DNAメチル（RdDM）を改良したものであり、これも規制の網の目を潜り抜けて進むことになったのである。従来はRNAを用いて行っていたDNAメチル化（遺伝子の働きを止める）が、CRISPR-Cas9を用いると容易にでき、遺伝子の働きを壊すことができるようになったからだ。今後、このような外来遺伝子を残さず規制の対象にならず、DNAを切断していないためゲノム編集でもないといった、そういうバイオテクノロジーが増えていきそうである。

増え続けているRNA操作とジャガイモ

その増えていきそうな技術の代表が、RNA操作だ。これまで遺伝子操作というと、遺伝子組み換え、ゲノム編集など、DNA操作が主流だった。ところが、ここにきてRNA操作の応用が広がっている。それを象徴するのが、新型コロナウイルス感染症で登場した、メッセンジャーRNA（mRNA）ワクチンである。しかし、RNA技術は、始まったばかりであり、その効果や危険性がいまだに確定せず、一歩使用法を間違えると、危険性も大きいといえる。

RNAの本格的な利用は、RNA干渉法（RNAi）による遺伝子組み換え作物の作成から始まった。RNAiは、標的とする特定の遺伝子の働きを阻害する技術である。遺伝子の働きは、DNAにある遺伝情報がmRNAに写され、そのmRNAに転写された情報に基づいてアミノ酸をつなぐ。そのアミノ酸がつながったものがたんぱく質だ。すなわちDNAの情報はたんぱく質を作り出す。これが遺伝情報の基本的な流れだが、RNAiは、加工したRNAを用いてmRNAの段階で遺伝情報の伝達を妨げ、たんぱく質ができないようにする方法である。いわば途中で妨げる方法であり、これは遺伝子組み換えと同じような問題点を持っている。遺伝子の働きにさまざまな誤りをもたらす可能性があるのだ。

このRNAiを用いたジャガイモが米国で開発され、栽培され、2017年に日本でも流通が承

RNAi（RNA 干渉法）の方法

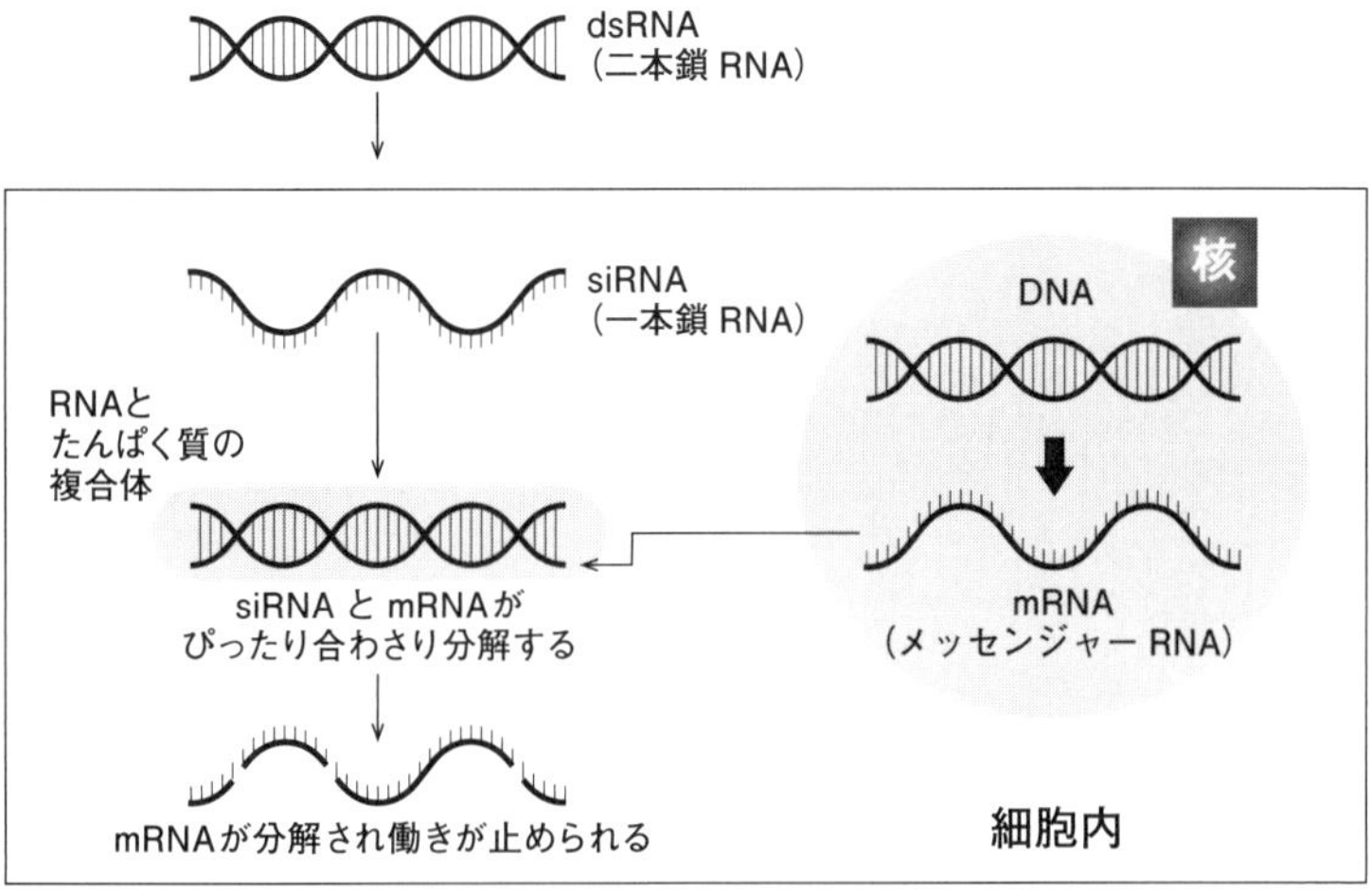

認された。このジャガイモは、米国のシンプロット社が開発し、最初に開発されたのは、加熱した際に生じる発癌物質アクリルアミドを低減したものだ。その後新たに、ジャガイモが硬いものにぶつかった際に、打撲の部分が黒ずむのを低減した性質が付け加えられたものが新たに承認された。すなわちアクリルアミド低減に、打撲黒斑低減を付け加えたものだ。この2種類が承認されたのである。

これらのジャガイモについては台湾・韓国でも承認されたことから、日韓台の3カ国で出回る可能性が出てきた。ジャガイモは独自の病害虫を持ち、その侵入を防ぐため、米国などからは生の状態で輸入されることは禁止されている。そのため、輸入される場合は加工製品だ。ポテトチップは軽すぎるため、輸入する際の輸送料を考えると、メリットがない。そのためフライドポテトの形で輸入され、ファーストフード店やファミリーレストランなどの外食チェーンで出回る可能性が強まった。

そんな状況を受けて、日韓台の3カ国の市民団体が共同で、自国のファーストフード店、ファミリーレストラン店に対して「使用しないよう」要請を兼ねたアンケートを行った。その結果、3カ国の主要ファーストフード店がすべてこのRNAiジャガイモを用いないと回答した。そのため米国で栽培され、アジアで食品として流通が承認されたこのRNA操作のジャガイモは、いまのところアジアでは流通していない。

しかし、ここにきて新たにゲノム編集ジャガイモが届け出されたことは、第2章で述べた。同じシンプロット社が開発した、小粒だが多数の粒を付けるジャガイモである。

メッセンジャーRNAワクチンがきっかけ

この間、RNA操作が広がっている。そのきっかけとなったのが、新型コロナワクチンとして開発され使用されたメッセンジャーRNA（mRNA）ワクチンの登場である。これまでのワクチンは、弱毒ウイルスや死んだウイルスを用いるなど、ウイルスやその一部を用いてきた。mRNAワクチンは、新型コロナウイルスのスパイクたんぱく質（細胞に侵入するための突起）を作り出すmRNAを人工合成して作り出し、脂質ナノ粒子で包んだものである。つまり、このワクチンは新型コロナウイルスの一部を人工合成して作り出したものである。そのスパイクたんぱく質が体内に入ると抗原となり、抗体（抵抗力）を誘発する。抗体があらかじめできることで、ウイルスに感染した際に、すでにそのウイルスを攻撃する準備ができており、ワクチン効果が発揮できるというのが、その原理である。しかし、この新しいワクチンには問題も多い。人間への接種は初めてだったにもかかわらず、その効果も副反応もきちんと確認しないまま、緊急事態への対応という名の下に大規模接種が行われ、多数の副反応での被害者をもたらしたのである。

ｍＲＮＡは合成が容易であり、多様なタイプを開発しやすく、量産しやすいところに特徴がある。そのため今後、インフルエンザ・ワクチンなど他のワクチンの開発や製造に、この方法が用いられることになり、ワクチンの開発や製造の主流になる可能性が強まっている。また数百万から数千万の脂質ナノ粒子に包んだ大量のｍＲＮＡを用いるため、さまざまなワクチンを一緒に混合して接種することも容易になる。しかも、新たにレプリコンワクチンのような自己増殖するワクチン、人体実験としかいいようがないワクチンまで登場している。

このように、このｍＲＮＡワクチンは安全性よりも企業利益が優先されている。さらに新たな市場として、いま注目されているのが、動物に用いるワクチンの開発である。鳥インフルエンザや豚熱など家畜の感染症への使用が進んでおり、今後、ワクチン開発の主力になる可能性がある。しかし、人体への影響に対する検証は進んでいない。

ＲＮＡ農薬の登場

このＲＮＡ利用で、いま最も注目されているのが、化学農薬に代わり開発が活発化してきた

ＲＮＡ農薬である。ネオニコチノイド系殺虫剤など化学農薬が、安全性の問題で徐々に使い難くなり、それに代わるものとして農薬メーカーが、主に殺虫剤で開発を進めている。この農薬もまた、ＲＮＡ干渉法（ＲＮＡｉ）を用いている。すでにバイエル社、ＢＡＳＦ社、シンジェンタ社などの多国籍農薬企業が、この農薬の開発を進めており、ジャガイモの害虫コロラドハムシを対象にした殺虫剤などが開発されている。

いま開発が進んでいる殺虫剤は、アポトーシス（突然死）遺伝子を働かせるようにしている。生物には必ずといっていいほど、このアポトーシス遺伝子がある。しかし、この遺伝子が働いて突然死を起こしては大変である。そのためこの遺伝子を働かせない遺伝子がある。それをアポトーシス阻害因子といい、壊すのはこの阻害因子遺伝子の働きである。突然死が起きないよう重要な働きをしているこの遺伝子を壊すと、突然死が起き、殺虫剤として機能させることができるのだ。

この突然死遺伝子は人間を含めて多くの生物にあり、予想も付かないところで、突然死が発生するなど、この農薬の安易な使用拡大は、生物災害という取り返しの付かない大きな災害につながる危険性がある。日本でも、このＲＮＡ農薬の開発が進められている。すでに味の素の研究グループが、このＲＮＡ農薬の量産系を確立し、事業化に向けて農薬企業との連携に動き始めたということが報道されている。同グループによると、この農薬は基礎生物学研究所との共同研究で効果を確認したということだ。このように化学農薬からバイオ農薬への動きが加速しているが、ＲＮＡ利用はまだ歴史が浅く、本格化してまだ20年前後だ。またＲＮＡはＤＮＡに比べて種類も多く、複雑な働きをしている。遺伝子という生命の基本を大きく狂わせる可能性があり、安易な使用はとても危険である。

第16章 —— 次々に登場する新たな食品群

フードテックの登場

さまざまに登場する遺伝子操作技術が、新たな食品群をもたらしつつある。フードテックと呼ばれる食品群である。フードテックとは、その名の通り食品の技術であり、キッチンのハイテク化、食品流通のハイテク化なども含まれるが、主役は食品であり、代替肉、昆虫食、培養肉の三つの領域から成り立っている。今日、次々と新たな食品が開発されており、その範囲は広がりつつある。

本章では、脱炭素化など一見よさそうな大義名分を掲げているこれらの食品群、そしてそれを後押しする日本政府の方針の問題点について取り上げる。

農水省は2022年5月に「みどりの食料システム戦略（略称・みどり戦略）」を決定し、翌年4月には、その推進のための法律も可決成立させた。化学農薬の削減や、2050年までに有機農業の割合を25％にまで増やすなど、一見、農水省の姿勢が変わったのかと疑われるほど、意欲的な取り組みに見える。しかし、この法律の最大の目的は、同戦略のサブタイトルに示している「食料・農林水産業の生産力向上と持続性の両立をイノベーションで実現」が表わすように、イノベーションが柱の政策である。

そのイノベーションにより未来の食料を担うものとして、ゲノム編集技術やRNA農薬の推進なとともに、代替肉・昆虫食・培養肉を柱とするフードテック応用食品の推進がうたわれている。その理由は、第一に、このみどり戦略の大義名分である脱炭素化をもたらすということ。第二に、ベンチャー企業が開発して特許化を進め、さらにそれと組んだ大企業が工業化を行い、量産して利益を上げる仕組みが作りやすいこと、第三に、食料安全保障をもたらす、などが挙げられる。各地でフードテックのイベントが開催されるなど、民間企業が動き出し、国を挙げた取り組みが始まった。

代替肉とは？

フードテックが注目されるきっかけは、国連食糧農業機関（ＦＡＯ）が２０１３年に発表した報告書「昆虫食が世界の環境問題と食料問題を解決する」である。この報告書はオランダのワーゲニンゲン大学が中心になってまとめたもので、昆虫食は、環境問題と食料問題の両方を解決すると述べている。理由として、牛の反芻行為がもたらす温室効果ガスであるメタンガスの発生を抑制することができるとされている。また、従来の食肉生産は飼料や水を大量に必要とするのに対して、フードテックはそれらの消費が少なくてすむことなどに加え、動物を殺さなくてすむことからアニマルウェルフェアになる、ビーガン・ベジタリアンの広がりにも対応できるなど、さまざまな利点が挙げられている。この報告書がきっかけになり、各国政府がその推進を打ち出し始めるのである。

フードテックの3本柱は、代替肉、昆虫食、培養肉だ。その中の代替肉は、牛や豚、鶏などの動物の肉の代わりに、主に植物を用いた食肉を開発するもので、その他にも牛乳や卵に代わる代替たんぱく質の開発も進められている。そのため代替たんぱくというい方をすることもある。日本では肉食が禁じられている禅寺などの精進料理で、大豆から食肉に近い食品を作る技術があり、長い歴史があるが、肉食を基本にする欧米ではほとんど取り組まれてこなかった領域の食品だ。

日本でこれまでに比較的多く登場している代替肉は、大豆ハンバーガーなど大豆由来の食品だが、最近では大豆以外の分野にも拡大しつつある。例えばドクターフーズは植物由来のフォアグラを発表しているが、同社によると、カシューナッツを麹で発酵して作ったという。

海外に目をやると、EUは2020年5月に「Farm to Fork（農場から食卓まで）」を打ち出し、その中で、将来の食料生産の柱の一つとして代替たんぱく質推進を掲げた。中国政府も植物性肉への投資奨励を掲げており、米国では民間企業が先行してすでに大規模に動き始めている。WHO（世界保健機関）も2021年5月に代替たんぱく質推進に向けてワークショップを開催している。民間企業では、米国のビヨンドミートとインポッシブル・フーズが先導している。ビヨンドミートの「ビヨンドミート」は、牛肉などの肉の成分について分子レベルで構成要素を解析し、その構成要素ごとに植物由来の素材に置き換えて開発している。インポッシブル・フーズ社の「インポッシブル・バーガー」は、米国・香港で1000以上のレストランで提供されている。同社は

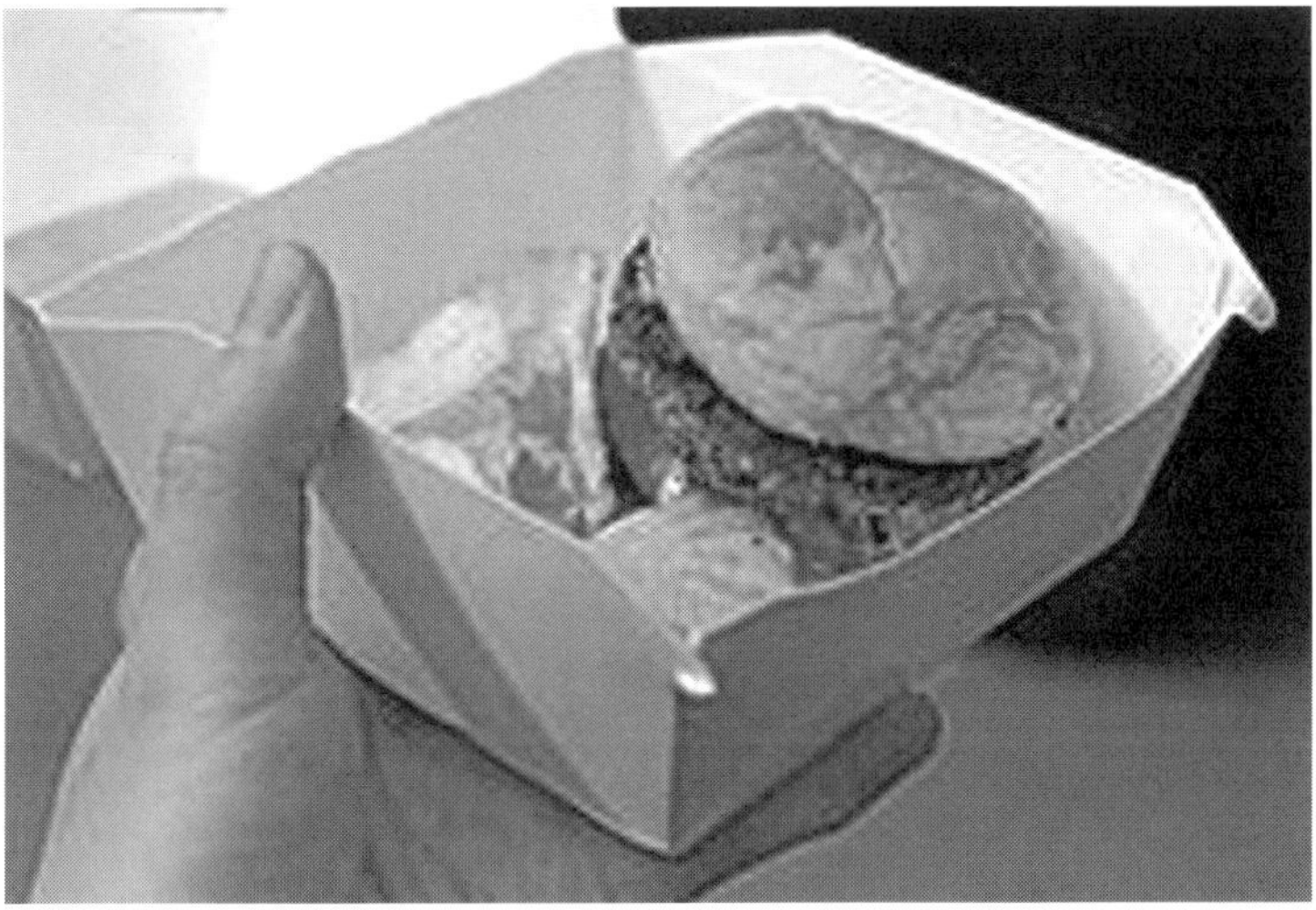

インポッシブルバーガー（GMWatchより）

2011年に米国スタンフォード大学の研究者によって設立された会社で、ビル&メリンダ・ゲイツ財団が助成してきた。同社のバーガーの特徴は、意図的に遺伝子組み換え大豆を用い、肉らしさを加えるために「レゲモグロビン」というたんぱく質を血液代替物質として意図的に用いたことであり、有力な特許になってもいるが、同時に安全性で大きな問題になっているものでもある。動物実験でラットの赤血球に異常が起き、貧血や子宮の重量減少などが起きたのである。

日本でも2020年4月に民間企業によるフードテック研究会が設立され、すでに丸大食品、伊藤ハム、ヱスビー食品、大塚食品、不二製油グループなど大手食品企業が相次いで大豆ミート食品の製造・販売を開始している。日本企業が製造、販売しているこれらの大豆製品は、基本的に表示義務があるため、遺伝子組み換え大豆は使用されていない。

空気たんぱくの登場

この代替たんぱくで、新たな食品が登場した。それが空気たんぱく（エアー・プロテイン）である。代替肉の本命は、微生物たんぱく、あるいは単細胞たんぱく（ＳＣＰ）と呼ばれるものの開発だ。これは微生物を培養してその微生物が作り出すたんぱく質を食品に利用しようとするものである。

これは１９６０年代に提案され、１９７２年12月に食品衛生調査会が、動物用飼料として認めた石油たんぱくを思い出させる。消費者と有機農家が反対して、大きな反対運動が巻き起こり、中止に追い込んだものだ。それがいま、食料問題及び脱炭素の解決策として、新たな形で復活した。

もともと石油たんぱくは、１９５０年代にメジャーと呼ばれた巨大石油資本の一つである英国のＢＰ（ブリティシュ・ペトロリアム）社が開発を始めたものだ。石油の残渣のノルマルパラフィンをエサに用い、発酵技術で微生物を増殖させ、その微生物からたんぱく質を取り出すというものである。今回は、それが形を変えて復活し、空気たんぱく（エアー・プロテイン）という名前が付けられている。

しかも、今回は家畜の飼料ではなく、食品として用いるのだ。どのように作るかというと、二酸化炭素、酸素、水素からギ酸塩を合成する。これを微生物の栄養とし、発酵技術を用いて微生物を増殖させる。その増殖した微生物からたんぱく質を取り出し食品に用いるというものである。二酸化炭素を用いるため、脱炭素化に役立つということで、開発に弾みがついている。培養するものは変わったものの、微生物を増殖して、そこからたんぱく質を取り出し、食料にすることは変わりない。大きな違いは、石油の残渣の代わりに二酸化炭素などから作られるギ酸塩が用いられる点と、飼料ではなく食品にする点である。微生物がかかわるこのような食品の最大の問題点は、微生物由来の有害な不純物が混入する危険性だ。

フィンランドのソーラーフーズ社は、その微生物たんぱく「ソレイン（Solein）」を用いたアイスクリームを開発し、シンガポールで2023年6月15日から販売を開始した。同社は、味の素との提携も発表している。米国のＡＤＭ（アーチャー・ダニエル・ミッドランド）社は、同じように空気たんぱくを開発しているエアー・プロテイン社と組んで開発を進めている。

石油たんぱくが登場した時、飼料とはいえ安全性が大きな問題となったが、もっと大きな問題として指摘されたのが、人間と自然との根源的な関係を断つものだ、という批判だった。フードテックは、従来の農業や漁業などを不要とする考え方の上に成り立っている。先端技術を用いて開発し、工場で生産する食べものである。工場の稼働には、さまざまな資材、大量の電力などの工業資源が必要だ。食料安全保障というが、有事の際の継続性に問題はないのだろうか？　また、食べものというのは、本来、人間と自然との関係が詰め込まれたもののはずである。土とそれを構成する微生物、太陽、そして水が生物をはぐくみ、それを人間がいただくという人間と自然との有機的関連の中にある。これが本来のサステナブルな食料生産だろう。人間自体、自然の循環の一員である。それとは無関係というか、それを断ち切った形で作られるものを食品といえるのだろうか。

昆虫食とは？

昆虫食は、製造企業も増え、食品も増えてきている。この分野で最も先行していたのが、徳島大学発のベンチャー企業グリラスだった。同社は、２０２０年５月に良品計画と組んでコオロギせんべいを製造・販売し話題になったが、２０２２年６月２日には、自社ブランドのコオロギ菓子の販売を開始した。都内のコンビニで、そのコオロギ菓子のプロテインバーとクッキーの販売を開始したもので、販売開始の当日は、筋肉隆々の若者を使い、街頭での宣伝活動を行った。

昆虫食は、けっして新しいものではなく、世界各地で食文化として根付いてきた。日本でも長野県を中心に蜂の子やザザムシなどが食されてきた。現在、世界で食されている代表的な昆虫には、コオロギ、ミツバチ、カイコ、モバネワーム、ヤシオオオサゾウムシ、ミールワーム、シロアリなどがある。多くの場合、地域の食文化として食べ続けられてきたものばかりだ。それを広く食するようにしようとする動きが活発化しているのである。

その大義名分として打ち出されているのが、すでに述べたＦＡＯが発表した報告書「昆虫食が世界の環境問題と食料問題を解決する」で示された、脱炭素化だ。しかし、昆虫食に対する消費者の抵抗は大きく、市場は広がっていない。

この昆虫食では、ゲノム編集での応用が活発だ。グリラスは、ゲノム編集技術を用いてコオロギの脱皮ホルモンを操作し、過剰脱皮を促し巨大化させる取り組みを行っていた。つまり、現在の昆

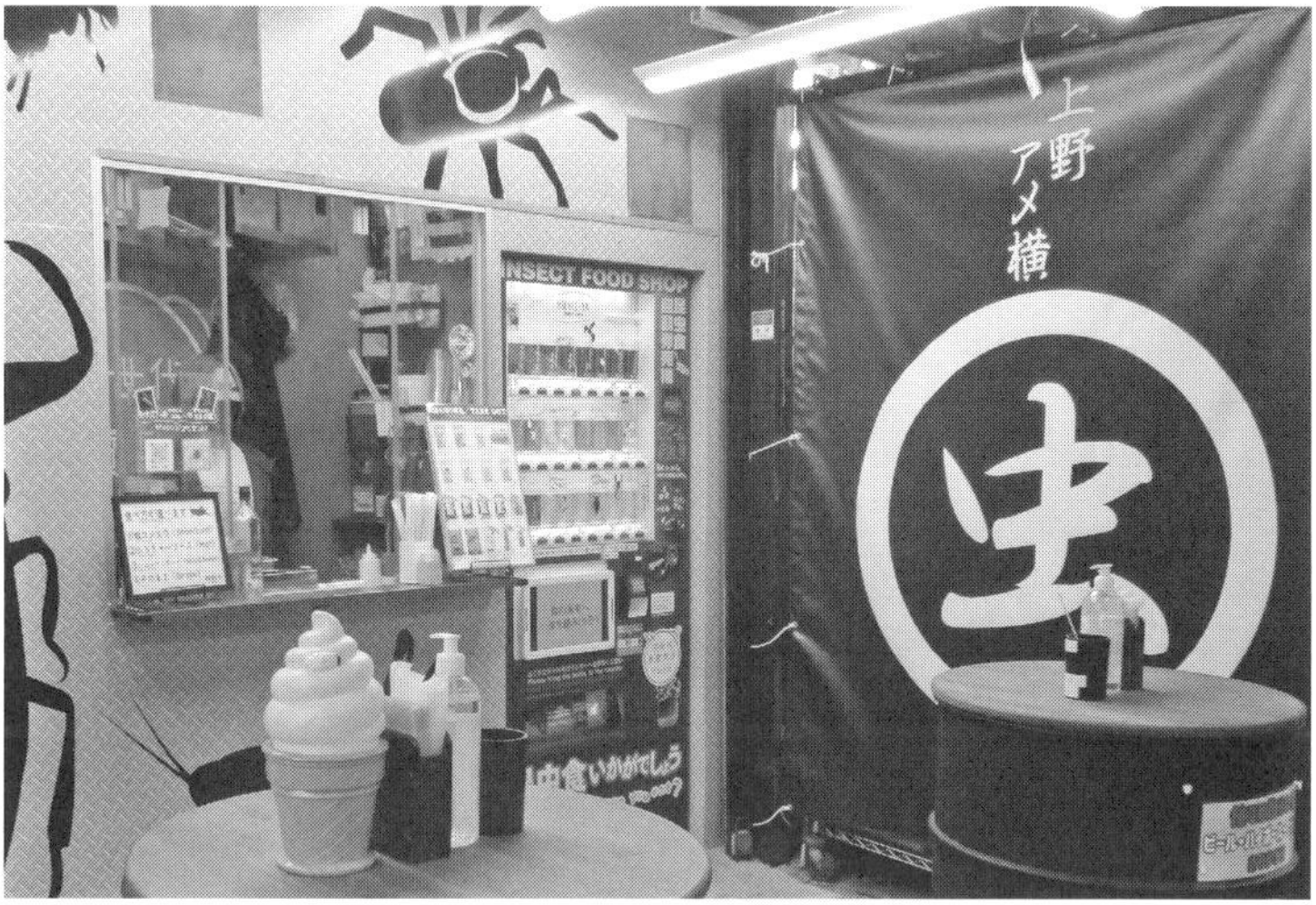

昆虫食レストラン（東京・御徒町）

虫食開発には前述したようなゲノム編集による安全性への懸念が付きまとうのである。

長浜バイオ大学もまた同様のコオロギの開発に乗り出していた。グリラスはさらに低アレルゲン・コオロギの開発にも乗り出していた。昆虫は高たんぱくなためアレルギーを起こしやすいからだ。また昆虫の表皮の色をなくすことも行っている。なぜかというと、現在行われている昆虫食の多くが、コオロギを乾燥させ粉末化し、パンやクッキーなどに入れているため、コオロギの色が汚れのように見えることから、それをなくすためである。その背景には、昆虫のゲノム編集が容易になったことがある。京都大学が薬用試薬を注射するだけでゲノム編集ができる方法を開発したのである。

昆虫食への懸念に加え、そのようなゲノム編集への懸念も重なり、グリラス社はすでに第2章で述べたように、2024年11月7日に経営が破綻した。

培養肉推進の動き

培養肉は、細胞培養肉ともいい、牛の筋肉などの細胞を培養して作り出す食肉である。世界的に、開発が活発化する中、市場化が早々と行われていたのがシンガポールだ。その後、なかなか生産や流通などは進んでこなかったが、2022年に入ってから急速に動きが出始めた。その年、国連のFAO（食糧農業機関）とWHO（世界保健機関）が4月5日、培養肉の安全性に関する新たな報告書を発表した。「細胞由来食品の食品としての安全性」と題したもので、前年11月にシンガポールで開催されたFAO主導の専門家会合の結果を反映させた内容になっている。その会合では、どのような細胞を用いるか、どのように細胞を培養するか、どのように収穫するか、どのように食品として加工するか、という4点で議論が行われ、推進が図られている。

日本を含め各国政府や産業界で培養肉を推進する動きは活発だ。まだケタ違いに高いコストがかかることに加えて、安全性に懸念があり、市場化は遅々として進んでいない。安全性でもっとも問題になっているのが、培養液である。細胞分裂を促進させることは、細胞のがん化と紙一重だからだ。もう一つ問題になってくるのが、さまざまな食材や食品添加物を用いないと食べものにならない点である。その中には安全性で懸念される物質が入ってくる可能性があるのだ。

さらに2023年6月に、米国で2社の培養肉の販売が認められた。シンガポールに続く2カ国目の承認である。販売が認められたのは、グッド・ミート社（イート・ジャスト社の培養肉部門）とアップサイド・フーズ社の培養鶏肉である。翌7月から米国のレストランやスーパーでの販売が始まった。この販売開始は、国際市場に大きく影響し、一気に解禁や開発が進みそうであった。

その中で、イタリア議会が２０２３年11月16日、培養肉の製造と販売を禁止する法案を可決成立し、世界で初めて禁止した国家になった。この決定に対して、同国の農業者は歓迎し「合成食品にノー」のメッセージを掲げている。しかし、このような動きを見せている国は他にない。

日本では東京大学大学院の研究チームと日清食品とが培養肉でステーキを共同開発し、２０２２年3月29日に試食会まで行っている。また大阪大学の研究チームが複数の民間企業と共同で、やはりステーキを開発し、大阪万博に展示する予定である。しかし、このように人工的に合成されたものを果たして「食肉」と呼べるのだろうか。

シンガポール・米国・イスラエルが先導

繰り返すが、培養肉とは、工場で家畜や魚の細胞を培養して作り出す、ステーキやすしのネタなどである。細胞を培養して生産する「人工肉」といい換えることもできる。別名「細胞農業」という名前が付けられている。将来は食肉だけでなく、その範囲を拡大し、加工食品、皮革に至るまで、食全体はもちろん工業製品にまで範囲を拡大し、その開発や生産の主力になるように意図しているからである。この分野の業界では、代替肉は「フェイクミート」、培養肉は「クリーンミート」

と呼んでいるが、果たしてクリーンなのだろうか、とてもそうは思えない。その最大の理由は、前述したように安全性に疑問の残る培養液を用いる点などにある。

この培養肉を先導しているのが、米国、イスラエルとシンガポールである。特にシンガポールは、世界で最初に培養肉を解禁した国となった。世界で最初に培養肉を製造し販売を開始したのが、米国のイート・ジャスト社で、同社は2020年12月に、シンガポールでチキンナゲットの販売を開始し、シンガポールでアジア最大の培養肉生産センターの建設にも着手した。さらにカタールにも進出し、中東や北アフリカ、ヨーロッパ市場に供給する拠点を作ろうとしている。

イート・ジャスト社と並んで米国で先導してきたのがアップサイド・フーズ社で、多額の資金調達を行い、事業展開を進めており、鶏肉以外にも、甲殻類の培養肉を開発していた企業を買収して、水産物にまで範囲を広げている。

米国の企業と並んで活発なのがイスラエルの企業で、すでに活発に動き始めている。工場を稼働させ始めた企業に、レホヴォトに本拠を置くフューチャー・ミート・テクノロジーズ社がある。2021年6月に、世界で初めてとなる1日に500kgの培養肉を生産する能力を持つ工場を完成させた。同国ではその他に、アレフ・ファームズ社が大規模な工場を建設しており、シンガポールにも工場を建設する予定である。

英国がペットフードで承認

その中で、まだほとんど動いていないのがＥＵだ。ＥＵは、以前から新規食品に対して慎重な姿勢をとっており、厳しい安全性評価を経て初めて承認されるため、市場化はかなり先になると見られている。それでも世界で最初に培養肉を作り出したオランダのモサミート社があり、同社は２０２２年10月に同国内の培養肉生産工場を拡大することを発表した。この拡大は、やはりシンガポールや米国市場をにらんだものと思われる。またオランダのミータブル社もシンガポールのＥＳＣＯアスター社と提携し培養豚肉の販売を開始すると発表している。

２０２４年７月２日、英国で培養肉がペットフードとして、英国動植物衛生局（ＡＰＨＡ）によって認可された。ヨーロッパで初めて培養肉が認可されたことになる。開発したのはベンチャー企業のミートリー社で、鶏の細胞を培養したものである。しかし、培養肉はまだ製造コストがかかるため、安さが求められるペットフードに市場性はない。現在、ペット用に培養肉を開発している企業にはオーストリアのバイオクラフト・ペット・ニュートリション社とチェコのベネ・ミート・テクノロジーズ社などがあるが、いずれもコストが最大の課題になっている。

現在、開発が活発なのは、米国を除くと、シンガポール、オランダ、イスラエルである。これらの国はいずれも国土が狭く、農業を行うスペースが少なく、安全に対する評価が定まらない中で、食料安全保障の一環として取り組んでいる。

精密発酵食品が機内食で登場

フードテックの新たな領域で、精密発酵の応用も進んでいる。最近では日本航空が東京・サンフランシスコ間の国際便の一部で、精密発酵で製造した甘味たんぱくを用いたチョコレートの提供を始めた。精密発酵とは、主に牛乳などに代わる乳作りで用いられる新たな技術である。遺伝子組み換えなどで細菌が特定の成分のみを生産するように遺伝子を改造して、その細菌を水や栄養素、糖などを加えた発酵タンクで増殖させて、乳を生産するものだ。精密という意味は、特定の成分のみを作る細菌を発酵技術で量産するからである。しかし、細菌由来の成分が不純物として入り込んでこないとはいえず、安全性の管理は大切だ。

この日本航空の国際便で提供される甘味たんぱくを製造販売しているのは、米国のオーブリ社である。甘味たんぱくは、ブラゼインで、前述したような問題がある遺伝子組み換え技術が使われていると思われる。そのため日本発の便で使用するには安全審査が必要になるが、米国発では必要なくなる。そのため米国発の便だけで提供された。

その他にも、遺伝子組み換え技術を用いた精密発酵製品が市場化されてきている。米国のパーフェクト・デイ社は、この方法で牛を使わない乳たんぱく質を作り、製品化している。同社は、この乳たんぱく質が動物由来のたんぱく質と異なり、コレステロール、グルテン、ラクトース、ホルモン剤、抗生物質などが入っていないことを売り物にしている。すでにこの乳たんぱく質を用いたアイスクリームやチーズ、プロテインパウダーが米国内で販売されている。米国のザ・エブリー・カンパニー社は、２０２２年から鶏を使わない卵たんぱく質の製造販売を行っており、プレスド社がそのたんぱく質を用いて期間限定でスムージーの販売を行っている。イスラエルのリミルク社は、２０２２年４月、デンマークに世界最大規模の精密発酵工場を建設すると発表しており、今後、米国内でアイスクリームやチーズなどの販売を目指している。

ここにきて陰りも

フードテックは、未来の食料生産の要として、国が支援し、企業参入が相次いでいる。しかもゲノム編集技術の応用により、新たな製造方法や添加物などの開発が進み、工業化が図られている。他方、実用化が進む途上でありながら陰りも見え始めている。

これまでフードテックをけん引してきた大豆ミート食品の売り上げが急落しているのだ。調査会社のインテージによると、大豆ミート食品市場は拡大を続け、２０１７年には４億６０００万円だった売り上げが、２０２２年には42億円に達していた。しかし、２０２３年から減少に転じ始め、２０２３年10月までの売り上げは、前年同期比で24％減少になった、と報告している。

米国でも大豆ミートを先導してきたビヨンドミート社の経営危機が判明した。このところ売り上げが大幅に減少し、２０２３年度の第３四半期の売り上げが前年比で22・５％減となり、株価も大幅に下落してしまった。またマクドナルドが同社製のミートを使用したバーガーの販売を中止している。

シンガポールにおいて世界で初めて培養肉の販売を開始した米国イート・ジャスト社が、2024年にシンガポールでの培養鶏肉の製造や販売を停止した。同培養肉を提供していたレストランが提供を停止しており、シンガポールの工場も閉鎖されている。これまた売り上げ不振が原因のようだ。定価の高さに加えて、安全性への懸念からと思われる。

2023年7月1日からアップサイド・フーズ社が米国内の二つのレストランで細胞培養鶏肉の販売を開始し、イベントが華々しく行われた。しかし、その半年後にはレストランから培養肉が消えてしまった。レストランはアップサイド・フーズ社との提携を解除し、ウェブサイトからも培養肉の宣伝が削除されてしまった。

日本でもフードテックに陰りが強まっており、特に経営を悪化させているのが昆虫食を進めてきたフードテック企業で、倒産が相次いでいる。昆虫食をけん引してきたグリラスの倒産は前述した通りだ。

フードテックは、登場時はメディアなどが好意的に扱ったにもかかわらず、消費者から嫌われていることが判明している。一般市民の人工的な食品に対する心理的抵抗感には根強いものがあるということだ。安全性が不透明なのも、その一因だろう。ゲノム編集食品も、表示を行えば、同様の事態に陥ることが必至である。だからこそ推進する企業は、食品表示に対して強く介入しているものと思われる。

第4部

作られた食料危機と動き出した市民

第17章

地球環境の最大の破壊者がいう「地球に優しい」取り組み

経済成長と脱炭素化の間の矛盾

いま地球環境問題で最大の焦点になっているのが「気候変動」である。国を挙げて「脱炭素化」を進めようとしているが、いっこうに抜本的対策は進んでいない。その理由は、政府が進める脱炭素化が「経済成長」を前提にしている点にある。

いまの社会は、多くの見え透いた嘘がまかり通っている。その代表格が「脱炭素化のための原発推進」である。２０２３年5月12日、ＧＸ（グリーントランスフォーメーション）推進法が可決成立し、5月31日にはＧＸ脱炭素電源法が可決成立し、合わせてエネルギー政策の大枠が決定された。この決定の最大のポイントは、原発を脱炭素化のためのクリーンエネルギーと位置付け、原発回帰を打ち出した点にある。福島第一原発事故後、「原発依存度を低減する」としていた方針を改め、既存の原発の延命を図り、60年を超えた原発も経産省の認可があれば稼働できることをも盛り込んだ。さらには次世代炉の開発に資金が投入されることにもなったのである。

ここでは「脱炭素化」と原発推進が一体化されている。原発は、脱炭素化どころか、さらなるエネルギー浪費をもたらし、温暖化を促進するだけでなく、社会そのものの公正性を奪い、ひずみを大きくするものである。例えば高レベル廃棄物処分場を誘致させるために、巨額の札束をちらつかせていることなどは、その一例だ。

エネルギー浪費について見ても、ウラン資源の開発・採掘、そのウラン原料の運送、ウラン濃縮、燃料への加工、ジルコニウム合金の製造、原発の建設・維持、さらには廃棄物の処理・処分といったように、さまざまなところでエネルギーが使われ、それに伴う二酸化炭素の排出は莫大である。特に廃棄物の処理・処分は半永久的な管理を強いられ、計算不能といっていい。

脱炭素社会の歪んだ技術開発

社会の脱炭素化で最も大事なことは、エネルギーの消費を抑えることであり、経済活動を抑えることだ。政府や財界は、経済活動をさらに活発化させ、その上で脱炭素化を目指すために、一貫して新たな技術開発にそれを託す方針を取っている。「新しい技術がそれを解決する」という言葉を何度も聞いてきた。逆にいうと、それを方針として掲げるしかないともいえる。その結果、脱炭素社会が歪んだ技術開発をもたらし、それが社会全体をさらに歪めている。

再生可能エネルギーも同様である。太陽光発電や風力発電が、巨大化し林立するようになり、それが大規模な自然破壊をもたらし、時には大規模な災害を招いている。その再生可能エネルギーの主役は、洋上風力発電に移行しつつある。海の上であれば、人間が住むところから離れ、低周波公害などの人への被害は起き難いかもしれないが、海の生態系に大きなダメージを与え、漁業にも大きな影響をもたらす可能性がある。バイオマス発電では、原料の樹木の伐採が各地で進み、山の至るところが無残な姿をさらしている。またパームオイルを生産するために熱帯雨林をいっそう破壊している。これらはすべて経済成長優先を前提にすることから起きる、環境破壊であり、社会の歪みの増幅である。以前、イヴァン・イリイチが『エネルギーと公正』（晶文社刊）の中で、「大量のエネルギーは必然的に自然環境を破壊するが、まったく等しく社会的な諸関係を退廃させる」と述べた。そのことがいま日本で、世界で起きているのだ。その脱炭素化と技術開発の波の主流に躍り出ようとしているのが、バイオテクノロジーである。その旗手として登場している、バイオエタノール、バイオマスプラスチックと、それをもたらす遺伝子組み換えやゲノム編集生物の開発と問題について見ていこう。

米国ではバイオエタノール生産が二酸化炭素増大を招く

米国ではいま、トウモロコシ由来のバイオエタノールの生産量が劇的に増えている。出発点は２００５年の「エネルギー政策法」で、再生可能エネルギーを一定量以上に増やすことを目標とする方針を打ち出したことにある。２００７年の「エネルギー自立・安全保障法」では、さらに２０２２年までに３６０億ガロン（１ガロン＝３・７８５リットル）を達成することを目標に掲げた。そのうち１５０億ガロンをトウモロコシ原料のバイオエタノールにするというものである。

2004年当時の再生可能エネルギーは34億ガロンだから、とてつもない目標であり、実現性は乏しいと見られていた。ところが2018年にバイオエタノールの生産量は159億ガロン（6018万kℓ）に達し、目標を前倒しして達成したのである。日本のガソリン消費量が135億ガロンであるから、それよりも多いことになる。

米国ではバイオエタノールの消費の大半が自動車のガソリンへの添加だ。E10（10％添加）があたり前になっており、夏場はE15も認めており、添加は増え続けている。日本でも一時、E3が取り組まれたことがあったが、ハイブリッドカーが増えて、ガソリン消費量が減少し、ほとんど消えてしまった。米国では、2022年1月1日時点でバイオエタノール・バイオディーゼルの生産能力は合わせて275施設210億ガロンだ。バイオディーゼルは、米国では主に大豆を、ヨーロッパではナタネを原料にしている。いずれにしろ食料とバッティングし、食料価格高騰の要因の一つになっているのである。

化学製品のバイオマス化が活発に

脱炭素化に向けて世界的に燃料や化学製品の原料としての生物利用が広がっている。特に目立つのが、プラスチックの原料を石油ではなく、生物由来のものに切り変えていく動きである。バイオマスプラスチックと呼ばれるもので、その先頭を行く企業が、フィンランドのネステ社だ。同社はシンガポールに拠点を持ち、バイオナフサやバイオ航空燃料の製造を進めている。2021年12月には三井化学がこのネステ社からバイオナフサを輸入し、石油化学工場で石油由来のナフサに代わり投入し、プラスチック作りを開始した。韓国のLG化学社もまた、同じネステ社からバイオナフサの輸入を開始しており、この分野での原料の奪い合いが起き始めている。

フランスのアルケマ社もまた、シンガポールと中国でバイオマス化学製品の生産体制を構築している。ブラジル最大の石油化学メーカーのブラスケム社は、タイで大規模なバイオエチレンの生産に乗り出している。その他にも中国やインドが、大規模なバイオマス化学製品の生産体制構築を進めている。

現在、バイオマス化学製品の原料として用いられ始めているのが、非食用植物のトウゴマである。高さが数メートルにも達する1年草で、主に種子からひまし油を採るため栽培されている。このひまし油には毒性のあるリシンが含まれているため、食用には適さない。トウゴマの主要生産地はインド、中国、ブラジルで、インドのジャイアントアグロ・オーガニクス社は、そのトウゴマ原料の確保に向けて動いている。それにより今後、トウゴマの栽培が食用作物の栽培地を奪っていく可能性が懸念されている。

米国では、生産される全トウモロコシの4割が、燃料に回されている現実がある。そのトウモロコシの90%以上が、遺伝子組み換えだ。ここではガソリン燃料と食品や飼料とが競合し、穀物価格高騰に結びついてきた。本末転倒ともいえる現象がすでに起きている。さらにいま、そのバイオエタノールを用いてバイオエチレンを作り、プラスチック製品を作る動きが加速している。コカ・コーラが、石油由来のペット容器から、バイオペット容器への切り替えを採用するなど、脱炭素化という大義名分が急速にバイオマスプラスチックへの移行を推し進めている。このことがトウモロコシの奪い合いをいっそう激化させ、穀物価格の高騰を後押しし、日本の畜産や酪農業を、そして食卓を直撃し始めている。

脱炭素社会とバイオハザード

このようにバイオテクノロジーが、AIや半導体などとともに、脱炭素社会での技術開発の主役になりつつある。NTTは2021年11月12日、ゲノム編集マダイやトラフグ、ヒラメの養殖・販売を行っているリージョナルフィッシュ社と組み、藻を用い、二酸化炭素削減にゲノム編集技術を応用する実証実験を開始すると発表した。この実験は、海洋中の二酸化炭素を吸収する藻類と、それを餌とする魚介類による炭素循環に焦点をあて、二酸化炭素減少に応用できるかを見る実験である。

東京大学発のベンチャー企業のユーグレナが、ゲノム編集ユーグレナ（微細藻類ミドリムシ）の開発を進めている。すでに同社は、ユーグレナを用いた食品開発を進めてきたが、さらにジェット燃料にユーグレナを用いるため、ゲノム編集で改造し、屋外の池で培養する試験を、2021年から開始している。この実験には、経産省・NEDO（国立研究開発法人新エネルギー・産業技術総合開発機構）・環境省・内閣府などの国家予算が用いられている。

脱炭素社会の歪んだ技術は、昆虫食・培養肉にも現れている。前述したように、昆虫食・培養肉がもてはやされるようになったきっかけは、2013年に国連食糧農業機関（FAO）が出した「昆虫食が世界の環境問題と食料問題を解決する」という報告書だ。環境問題では、牛の反芻行為がもたらす温室効果ガス・メタンガスの発生の抑制につながるとしている。昆虫がもたらす温室効果ガスの発生量は、豚や牛などに比べると100分の1になると試算している。培養肉は工場で細胞を培養して作るため、牛などの飼育が必要ないとしている。しかし、量産化となると使用する電力量は大きくなり、果たして温暖化防止に役立つかどうかは疑問である。日本でもこの報告書が出て以来、昆虫食・培養肉が注目を集めることになった。このことは前章のフードテックのところでも見た通りだ。

緑の食料システム戦略では、化学農薬を減らしていくために推されているのが、RNA農薬である。この農薬には、バイオハザードという化学農薬にはない新たな危険がある。この農薬の問題点についてはすでに第15章でふれている。

脱炭素化は、経済活動の抑制で容易に実現できるものである。しかし、政府が進めている脱炭素社会へ向けた動きは、経済成長を前提にしているため、技術開発に依存せざるを得ない。その歪んだ技術の主役の一つになっているバイオテクノロジーの数々を見ていくと、脱炭素化が新たな矛盾を生み出し、新たな環境破壊、社会の破壊を引き起こしかねない状況にあることがよく分かる。

第18章――欠陥だらけの技術

粗っぽい技術が環境を破壊する

ゲノム編集技術が繊細で精密なものではなく、とても粗っぽい技術であることは述べてきた。それは環境を脅かすことになる。作物としては、種子が零れ落ちたり、花粉が飛散したりすることによる、生物多様性や次世代移行への影響が懸念されている。また、魚などの動物の場合は、逃げ出すなど環境中に散逸した際の生物多様性への影響が懸念される。しかし現在、これらの影響に関してはなんの評価もされないまま、作物は栽培され、魚は養殖されているのだ。

トマトの場合、花粉の飛散距離は極めて広範囲に及ぶ。それを指摘したのは、生井兵治筑波大学教授だ。トマトで花粉が飛散して交雑を起こす可能性のある範囲は、風速×花粉の寿命で計算できるとし、トマトの花粉の寿命は3～4日であるため、風速5メートルでは最大1296・0㎞も移動する。風速1メートルでも259・2㎞である。「トマトは自家受粉作物だから大丈夫だ」という論理に対して、生井教授は自家受粉作物と他家受粉作物の間に境目はないことを指摘している。ゲノム編集トマトの栽培による、特に周囲のトマト農家への影響が懸念されるのである。また食の安全を脅かす汚染が、通常のトマトにまで及ぶことになる。

そして魚の養殖では、養殖場の破壊が、環境中への放出を招く危険性がある。これには前例がある。2022年に発覚した事件だ。ブラジルで遺伝子組み換え魚が養殖場から野外に逃げ出し、小川に侵入していることが確認されたのである。魚の種類は東南アジア原産の小型淡水魚のゼブラフィッシュで、クラゲの発光遺伝子により青と緑に光る魚と、サンゴの発光遺伝子で赤く光る魚だ。家で魚を飼う人が増えており、観賞用で人気があるとして、このところ販売量が多くなっている。ブラジルではゼブラフィッシュを補食する魚はなく、予想以上に繁殖・拡散していた。

日本でも2024年1月1日に起きた能登半島を中心とした震災で、富山県射水市にあるリージョナルフィッシュ社のゲノム編集マダイなどの魚の養殖施設で建物や養殖施設が半壊した。同社の発表によると、取水管4本のうち3本が破裂し、給水が困難になり、敷地のコンクリートが沈降したり隆起し、建屋も崩れかけている箇所があり、作業が困難になったとしている。同社は、ゲノム編集魚の流出はないと発表している。このゲノム編集魚の流出の可能性について農水省は、流出はないとする報告を受けているとしているものの、実際に確認してはいない、と述べている。また、この件でリージョナルフィッシュ社から地元自治体への報告はない。

もし逃げ出しているとしたら、何が起きるだろうか。大規模な養殖が行われていた遺伝子組み換え鮭を用いたシミュレーションで、通常の鮭が絶滅に追いやられることが示されている。理由は、その生殖にかかわる行動によるところからである。魚は体外受精だ。雄の鮭は雌の鮭の産卵した直後に、その卵に向かって競って精子を振りかけようとする。雌の鮭は、大きな雄の鮭を好むことに加えて、遺伝子組み換えで大きくした鮭は強く、他の鮭を蹴散らしてしまう。そのため多くの場合、遺伝子組み換え鮭の精子が振りかけられることになる。しかし、遺伝子組み換えで体を大きくしたため、その鮭の精子は弱く、受精できないケースがほとんどである。そのため逃げ出すと鮭が絶滅し、生態系に大きな影響が出る可能性が指摘された。それと似た状況が現出される可能性が大きいのである。

ゲノム編集動物で異常が多発

ゲノム編集動物にも、さまざまな異常が報告されている。国際的な環境保護団体の地球の友（FoE）は2019年に「ゲノム編集は農業の工場化を促進し、気候変動を悪化させ、人間の健康を傷付ける」とする報告をまとめた（FoE 2019年9月17日）。このような悪化をもたらす理由の一つとして、動物飼育などでの集中管理化が進むことなどを指摘している。またこの報告書は、ゲノム編集動物でさまざまな異常が起きていることを紹介している。それによると2018年にウォルストリート・ジャーナル紙は舌が大きくなったウサギや余分な椎骨を持った豚、牛の早期死亡などが見つかっていることを挙げている。またゲノム編集によって異常なたんぱく質が作られ、食品となった際に、アレルギーなどをもたらす可能性があることも指摘している。

異常は外見だけではない。2020年に発表された報告ではこうだ。カリフォルニア大学デービス校の研究者たちが、ゲノム編集で性決定因子を操作して雄の子牛を誕生させた。この子牛は一見、大きくて健康に見えたのだが、染色体に異常が見つかった。遺伝子を挿入するために用いた細菌のプラスミドの断片も見つかったという（WIRED 2020年7月24日）。これらの異常は生命力を低下させる可能性がある。

このように、ゲノム編集技術には多くの問題点が指摘されているが、それらを研究した論文も多く発表されるようになった。

オフターゲットという問題

ゲノム編集で最も大きな問題になっているのが、関係のない遺伝子にダメージを与える「オフターゲット」であることは、繰り返し述べてきた。このオフターゲットを最初に指摘したのは、米国コロンビア大学の研究チームだ。その論文は『ネイチャー・メソッド』誌2017年6月14日号に掲載されたが、発表されるや、ゲノム編集技術を推進する研究者などから、研究チームや雑誌社へ嫌がらせのメールが送られるなどの集中攻撃が行われ、論文が取り下げられる事態になったのである。

その後もオフターゲットの問題を指摘する論文は次々に登場している。その一つが英国ウェルカム・サンガー研究所の研究者たちが行った実験で、CRISPR-Cas9《クリスパー・キャスナイン》が従来考えられているよりも遺伝子に対して、大規模で複雑なダメージをもたらすことを明らかにしたものである（Nature Biotechnology 2018年7月16日）。

さらには『サイエンス』オンライン版に、ゲノム編集がオフターゲットをもたらすことを示した二つの論文が掲載された。この二つの論文は、いずれもゲノム編集技術が予想以上に意図しない突然変異を誘発していることを示したものだった。一つは中国神経科学研究所の研究者が行った実験で、もう一つはマサチューセッツ大学ボストン校の研究者が行った実験だ。前者の実験では、ゲノム編集を行っていないケースの約20倍もの突然変異が起きていることが分かった（Science ２０１９年2月28日）。

バイオサイエンス・リソース・プロジェクトの科学者のジョナサン・レイサムは、通常のオフターゲットの評価では見落とされてしまう、小さな変異もさまざまな箇所で生じていると指摘している（Independent Science News ２０２０年2月25日）。

ゲノム編集は効率を上げるために、何百万、何千万という数多くのCRISPR-Cas9の遺伝子カセットを投与する。このカセットの数を増やせば増やすほど、効率は上がるのだが、人間などの動物にがんが起きやすくなることも分かってきた。ゲノム編集とがんとの関係については、スウェーデン・カロリンスカ研究所の研究者と米国ノバルティス社の研究者が、『ネイチャー・メディスン』の同じ号に、それぞれ別個の論文として発表した。両者はそれぞれ異なる人間の細胞を使用して、同じ現象を確認している。これらの研究チームは、編集効率の悪いCRISPR-Cas9の効率を向上させるための研究を進めていた時に見つけ出したという（Nature Medicine ２０１８年6月11日）。

生物に異常をもたらす操作は、直接、食の安全を脅かすことになりかねない。

染色体破砕《はさい》という問題

ゲノム編集技術でのもう一つの大きな問題である染色体破砕だが、米国デラウェア大学の研究者は、CRISPR-Cas9がＤＮＡを切断した後、再び修復された箇所の周辺で、従来考えられていた以上に変異が起きていることを見つけている。加えて切断箇所付近では変化が起きやすいことを指摘している（Nature Journal Communications Biology ２０１９年12月６日）。

ゲノム編集でＤＮＡを切断した後、修復が行われるが、その際、遺伝子が壊れず、不完全な形で働いているケースもあることが分かった。そのため壊れる前の遺伝子が作り出すたんぱく質ではなく、不完全な新しい、すなわち異常なたんぱく質が作られるのである。研究を行ったのはドイツ・ハイデルベルクにある欧州分子生物学研究所の研究チームで、人間の細胞を用いて行い、見出したものだ（Nature Method ２０１９年10月28日）。

中国・北京大学の研究者による実験では、切断後、ＤＮＡが修復する過程で、大小さまざまなレベルでＤＮＡの挿入や欠落が起きたり、染色体中での移動が起きたりすることが示された（bioRxiv ２０２１年２月16日）。英国のフランシス・クリック研究所の研究チームが行った研究でも、実験に用いた胚の多くに染色体異常が起きている。その原因として同研究チームが指摘しているのが、やはり切断箇所近辺で起きる大規模なＤＮＡの欠落や挿入だ（bioRxiv ２０２０年６月５日）。

さらに加えて、遺伝子を操作すると、世代を超えて悪い影響が伝わる可能性があることも分かってきた。その悪い影響で特に注目されているのが、エピジェネティックな異常だ。エピジェネティックな異常とは、遺伝子のオンオフのスイッチ役に異常が起きることで、遺伝子の働きに変化が起き、深刻な影響をもたらす現象である。

遺伝子の働きは、遺伝子だけで成り立っているわけではない。特に重要な役割を担っているのが、ＤＮＡを取り囲むたんぱく質である。そのたんぱく質が、遺伝子を働かせたり休ませたりしている。遺伝子のスイッチを入れたり外したりしているのである。そこに異常が起きると、遺伝子の働きに混乱が生じる。その一つにＤＮＡのメチル化という現象がある。メチル基が付くと遺伝子の働きが止まり、脱メチル化が起きると再び働き始めるという現象だ。この現象の最大の問題点は、異常が世代を超えて受け継がれることである。

ある研究では、ゲノム編集がエピジェネティックな異常をもたらし、それが10世代後まで影響を残すことが確認された。研究を行ったのはマイター・コーポレーションの研究者だ。同機関は、マサチューセッツ州ヘッドフォードとバージニア州マクリーンにある非営利団体で、連邦政府が資金提供する研究センターを管理するなど、政府と研究者をつなぐ役割を果たしている機関で、研究も行っている。この研究によると、ゲノム編集技術で遺伝子を操作した動物に、意図しないＤＮＡのメチル化現象が起き、10世代先まで確認されたというのである。本来働かなければいけないはずの遺伝子が働かなかったり、働いてはいけないところで働いたりするのだから、生命の働きに混乱が生じ、大きな影響を及ぼしかねないのは当然だ（BMC Genomics ２０２０年21号）。

独マックス・プランク研究所の研究者は、意図しない問題をもたらすオフターゲットやオンターゲット近辺で起きる染色体破砕のような影響だけでなく、それ以外にも意図した目的でもたらされた新たな性質についても徹底したリスク評価が必要であるという論文を発表した（Environmental Sciences EUrope 2020年8月11日）。

第19章——意図的に作られてきた食料危機

緑の革命がもたらした種子の企業支配

ゲノム編集食品が正当化される大きな理由の一つが食料危機への対応である。しかし食料危機は、意図的に作られている。それはどういうことか？

世界で作られる食料は、世界の人口を養って余りある量が作られてきた。にもかかわらず、なぜ飢餓が広がってきたのか。一つの理由が、その食料の偏在である。日本のように自給率が低い国で、大量に食料を輸入し、大量に捨ててきた。途上国の多くの国で、自国の人々が食べる食料を輸出にあててきた。それが飢餓をもたらす原因となってきた。もう一つの理由に、肉食の普及がある。多くの穀物が家畜の飼料に回されている。その飼料を食べた家畜の肉を食べる人が増えたため、人間が食べる穀物が奪われてきたのだ。

そしていま、大きな原因になりつつあるのが、多国籍企業などが先導した高収量品種の開発など、技術依存だ。その象徴が、緑の革命である。なぜ高収量をもたらすのに、飢餓をもたらすのか。そこから見ていこう。

緑の革命とは、第二次世界大戦期に始まった、トウモロコシや小麦での高収量品種の開発のことである。多国籍企業は、この高収量品種の種子を売り込む際に、単位面積あたりの収量が増えるため「飢餓がなくなる」「農民は収入が増える」というキャッチフレーズで売り込んだ。その言葉にだまされ、途上国の人々は競って導入し、その種子は、アジアを中心に世界中に広がっていったのである。しかし、栽培が進んだ地域で、多国籍企業による種子の支配が進み、飢餓はなくなるどころか、逆に拡大していったのだ。緑の革命がもたらした企業による種子支配が、いま遺伝子組み換え種子によって受け継がれ、さらにゲノム編集技術へと受け継がれ、食料生産の技術支配、企業支配が加速しているのである。

詳しく見ていこう。緑の革命は、第二次大戦中メキシコ政府の協力のもとで、ロックフェラー財団によって推し進められた、小麦とトウモロコシのハイブリッド（雑種1代、あるいはF1ともいう）品種の開発だった。このハイブリッド品種の特徴は、かけ合わせる親の代の特許を持つ企業が種子を支配し、それによって食料を支配できる点である。

この新しく開発された新品種を保護するために、1961年にUPOV（植物の新品種保護に関する国際同盟）条約が締結され、企業による知的財産権による種子支配が進んだ。農家は自家採種ができなくなり、毎年企業から種子を購入するようになっていくのである。

緑の革命では、まず高収量の品種が開発された。単位面積あたり2～3倍も収穫できる画期的品種の登場である。この高収量品種を開発した研究者は、これによって世界から飢餓をなくせると考えた。しかし、この緑の革命の作物が持ち込まれた国や地域では、伝統的な農業が破壊され、結果的に飢餓の拡大を招くことになったのである。

緑の革命が飢餓を拡大

なぜ、高収量品種が飢餓を拡大したのか。まず緑の革命で開発された作物は、高収量ということで種子代が高く、しかも自家採種ができず、毎年種子を購入しなくてはならない点に大きな要因がある。そのため種子代がかかる上に、さらに灌漑《かんがい》設備を整え、機械化を進めることが前提になっていたのである。また、高収量をもたらすために、害虫や病気に弱く農薬を大量に必要とするものにしてしまった。また土から多量の栄養分を奪うことから化学肥料を多投与する必要があった。すなわち農業を種子代、農薬、化学肥料が必要なお金がかかるものに変えてしまったのである。

高収量品種が普及し始めた国では、農業に資金が必要となった上に、収量が増加したため価格が暴落した。その結果、大地主にとっては有利だが、小規模経営の農家は没落することになったのである。このことは農地が大地主にいっそう集中する結果をもたらした。小規模経営の農家は、土地を奪われ、都市に出ていくか、大地主の下で働くかといった限られた選択肢しか残されていなかった。

緑の革命は、最初はトウモロコシと小麦から始まったが、その後稲の高収量品種の開発が始まった。取り組んだのは、フィリピンに作られた国際イネ研究所（ＩＲＲＩ）である。この研究所が設立されたのは１９６２年で、米国の巨大財団のロックフェラー財団とフォード財団が資金を出し設立された。このＩＲＲＩは、いま遺伝子組み換えやゲノム編集稲の開発の最前線である。ＩＲＲＩには多数の日本の研究者も出向している。実際にＩＲＲＩで研究したことがある研究者に話を聞いたことがある。彼は「フィリピンにいるのに、そこだけ米国だった」と表現した。周囲はフィリピンの貧しい農村地帯にありながら、ＩＲＲＩだけ、夜になると明かりがこうこうと輝く別世界だったという。

この緑の革命で最も犠牲となったのが、アジアの農民だった。土地を拡大した地主と多国籍企業が結びつき、換金作物としての輸出用作物作りへと切り替えが進んでいった。その国で穫れるものは輸出され、その国の人々が食べるものは失われるという、パターンが広がっていったのである。その状態に、発展途上国全体が陥った借金地獄といえる累積債務が重なって、さらに輸出が促進され、飢餓が拡大することになった。

債務国は借金の金利の支払いに追われ、せっかく輸出用作物で得たドルを、その支払いに回すという事態が常態化した。教育・福祉が犠牲になり、栄養失調と医薬品の不足が起きた。こうして飢餓が広がっていったのである。農作物が実る豊かな土地では輸出用作物が作られ、その横で人々は飢餓で苦しむという状況が見られるようになった。

以前、バングラデシュを訪れたことがある、同国を伝える情報というと、学生を中心にした反乱がもたらした政権交代が起きるまで、長い間、独裁政権、アジア最貧国、慢性的飢餓、サイクロンによる被害など、暗いイメージばかりだった。１９７１年に東パキスタンからバングラデシュへと変わり、西パキスタンの支配から独立した直後に大規模な飢餓が発生した。世界中でバングラデシュ救援運動が広がった。しかし、もともとバングラデシュは「黄金のベンガル」と呼ばれる豊かな土地にあり、稲作では三毛作が可能であり、本来ならば十分な食料を生産でき、自立できる国だった。それを妨げていたのが、大規模地主による土地支配だった。その大規模地主が進めたのが、緑の革命だったのである。それが同国を最貧国の一つに追いとどめる大きな要因になったのだ。

第二の緑の革命である遺伝子革命

緑の革命を知る人は「遺伝子組み換え作物の登場は、第二の緑の革命の時代の到来」だと思った。モンサント社（現在はバイエル社）のような多国籍農薬企業によって種子が支配され、しかもそのメーカーの農薬を使うように仕向けられているからだ。途上国の農業の現場は、かつて「緑の革命」がもたらした悲惨な道を再び歩まされ、しかももっと悪い状態が訪れようとしている。

米国サンフランシスコ大学准教授のブライアン・ダウド・ウリベが、ブルキナファソの遺伝子組み換え綿の農家を調査し2022年に発表した報告によると、実地試験では34％ほど収量が増加するはずだったが、実際には13％しか増えていなかったことが分かった。加えて、裕福な農家では33％の収量増と43％の収益増をもたらしたが、中流農家では8％の収量増と8％の収益減となり、貧しい農家では11％の収量減と46％の収益減をもたらしていたことが分かった。遺伝子組み換え綿が、裕福な農家のための作物であることが示された。これは緑の革命と同じ構図であり、遺伝子組み換え作物の性格をよく物語っている。これはゲノム編集作物にもいえそうだ。

すでに遺伝子組み換え作物が、多国籍企業による新たな種子支配をもたらしている。その革命の中心にいるのが、モンサント社を買収したドイツ・バイエル社、米国のデュポン社とダウ・ケミカル社の農薬・種子部門が合併してできたコルテバ・アグリサイエンス社、そしてスイス・シンジェンタ社である。この世界最大の農薬会社シンジェンタ社は、中国の農薬企業である中国加工集団公司によって買収されており、いまや中国の企業になっている。それらの多国籍企業により、種子や農薬などの支配を通して、世界の食料支配が進んできた。

2010年代に入り、新たな動きが明らかになった。ウィキリークスによって米国の外交戦略が明らかになったが、2011年8月24日、そのウィキリークスが、米国政府の遺伝子組み換え作物売り込みに向けた外交戦略を暴いた。米国政府は何重にも張りめぐらせた外交ルートを用いて、各国に遺伝子組み換え作物を承認するように働きかけているというものだった。この戦略でもっとも利益を得るのはモンサントやデュポンといった、多国籍企業であると、報道者は伝えている。

ガーナの地元紙はウィキリークスの情報に基づき、米国の外交筋がガーナ政府に対して、遺伝子組み換え作物を導入するように圧力をかけていることを明らかにした。同紙はまた、先日、ロシア大使館から書記官の訪問を受け、ロシアもまたAPEC（アジア太平洋経済協力会議）に向けて、米国政府から強く遺伝子組み換え作物・食品の解禁を迫られていることを明らかにした。

米国政府の強い後ろ盾を受け、モンサント社は、大豆の種子で世界の約7割のシェアを占めるまでになった。トウモロコシや綿、ナタネでも大きな支配力を持ち、世界で販売される種子の2割を支配するまでになった。これらの作物は、飼料・食用油になくてはならないものとして、消費量が増大していることから、遺伝子組み換え技術での開発が真っ先に進められてきた。その流れに、新たな流れが加わり、大きな潮流になりつつある。それが穀物の消費量の爆発的増大である。

現在、世界の食料生産・消費の構造に大きな変化が起きている。変化をもたらした要因の一つが、その穀物消費量の爆発的な増大である。その理由は食生活が変わり、肉食が増えたことで、飼料用穀物の消費量が増えたことによる。もう一つの要因が、遺伝子組み換え作物の登場だ。その遺伝子組み換え作物を大量に栽培して一大穀物輸出国となったのが、ブラジルとアルゼンチンである。米国・カナダといった北米と、ブラジル・アルゼンチンといった南米を起点とする穀物の流れが本流になりつつある。

ブラジル、アルゼンチンなどの南米諸国は、北米と季節が半年ずれるため、それを強みにして、生産量を増やしてきた。輸入国からすれば、北米と南米から輸入すれば、一年中穀物を入手できる。こうして大豆の輸出量トップの座は、米国からブラジルに移行したのである。

輸入国では、中国が目立つ。同国では肉食の増大によって穀物消費量の爆発的な増大が起きてきた。その結果、ただでさえ輸入量が圧倒的に多い日本・韓国・台湾の3カ国に中国が加わり、東アジアは穀物大量消費地域になった。こうして、収穫された遺伝子組み換え作物の大きな流れも、北南米から東アジアへと向かうようになったのである。

遺伝子組み換えからゲノム編集へ

遺伝子組み換え作物の栽培面積は、年々、拡大の一途をたどってきた。しかし、その流れが大きく変わり始めている。何年も栽培作物としては、大豆、ナタネ、トウモロコシ、綿の4作物のままである。多国籍企業が次にターゲットを絞っていたのが、稲と小麦だった。これによって、世界の主食をことごとく支配できると考えた。しかし、この小麦と稲で除草剤耐性作物が世界の市場に登場することはなかった。そこに大きく立ちはだかったのが、日本を含めた世界の市民の抵抗だった。

稲と小麦が市場化できず、栽培されている遺伝子組み換え作物も、主に除草剤耐性と殺虫性の2種類のままである。新たな市場性を持った性質の作物も登場できなかった。そのまま、遺伝子組み換え作物は衰退に向かいつつある。これまで毎年、遺伝子組み換え作物の栽培面積を発表してきたISAAA（国際アグリバイオ事業団）が、栽培面積の拡大が見込めなくなり、2019年以降、その成果を発表しなくなってしまった。

遺伝子組み換え作物が減少に転じた大きな要因に、世界の市民の抵抗に加えて、遺伝子組み換え作物自体が陥った自滅ともいえる問題がある。除草剤耐性作物では、その除草剤に耐性を持った雑草が増えて、省力化効果が弱まってしまった。殺虫性作物では、殺虫毒素に耐性を持った害虫が増え、これも効果が減少している。遺伝子組み換え作物を拡大してきた要因が、ことごとく失われてきているのである。

さらに初めての動物食品である遺伝子組み換え鮭も、開発企業である米国のアクアバウンティ・テクノロジーズ社が、主力のカナダの養殖場を閉鎖することを発表し、その後、米国の養殖場も売却し、完全撤退を図らざるを得なかった。もはや遺伝子組み換え作物や魚に未来がないことは歴然としてしまったのである。

遺伝子組み換え食品が失敗した最大の原因は、消費者の抵抗だった。消費者は、遺伝子組み換え食品と分かると購入を控えた。モンサント社などは世界中の政府に働きかけて、表示をしないよう求めた。その口実になったのが、ＯＥＣＤ（経済開発協力機構）が設定した、遺伝子組み換え食品の評価方法である「実質的同等性」だった。

しかし、消費者は粘り強く食品表示を求めた。その結果、日本でも極めて不十分ではあるが、食品表示が行われるようになった。それが遺伝子組み換え食品の販売を妨げてきたというのが、多国籍企業や日本政府の考え方のようである。そこで、前述したように、その表示制度に手を加え始めるのだ。そして２０２３年４月から、日本における遺伝子組み換え食品の表示制度が大きく変えられた。それまで豆腐や納豆、味噌などで表示されていた「遺伝子組み換えでない」「遺伝子組み換え大豆不使用」という表示がほとんどできなくなったのである。代わりに増えたのが「分別流通管理済」といった、何をいっているのか分からない表示だ。しかもゲノム編集食品には最初から表示がない。検討すらされなかったのだ。その背後にあるのは、アグリビジネスや食品産業の、ゲノム編集食品に遺伝子組み換え食品の二の舞をさせるなという強い意向である。

遺伝子組み換えやゲノム編集に未来はない

2008年に世界銀行が出した「これからどのような農業に投資をしていったらよいか」をまとめた調査報告書では、遺伝子組み換え作物に未来はなく、有機農業など環境保全型農業に投資すべきだと結論付けた。本来、米国政府や多国籍企業の味方のはずの世界銀行が、遺伝子組み換え作物を見限ったのである。

これは2003年に始まったIAASTD（開発のための農業科学技術国際評価）で、農業で最も有効な科学技術とは何かを総合的に判断するプロジェクトだ。世界銀行が提案して、国連食糧農業機関（FAO）、国連環境計画（UNEP）、世界保健機関（WHO）などの協力で行なわれた、これまでで最大規模の農業アセスメントである。そこでの遺伝子組み換え作物に対する評価は、極めて否定的だ。その報告の概略をカンタベリー大学のジャック・A・ハイネマン教授がまとめている。遺伝子組み換え作物の評価は次のようなものである。

1. 遺伝子組み換え作物が販売され始めてからの14年の間、遺伝子組み換え作物の収穫量が全体的、持続的または確実に増加したという証拠は何もない。
2. 遺伝子組み換え作物を採用した農家の経費が持続的に減少した、またはそのような農家の収入が持続的かつ確実に増加したという証拠は何もない。

3. 農薬の使用量が持続的に減っているという証拠は何もない。事実、除草剤の中には劇的に使用量が増加したものがあり、遺伝子組み換え作物への特殊な散布方法により、伝統農法を行なう農家の雑草防除に対する選択肢が狭められている。

4. 遺伝子組み換え作物の圧倒的多くは、収穫量を高めることを目的として作られたのではなく、特定の農薬または殺虫剤を売るために作られたものである。

5. 世界の大多数の農家が求めるような作物が遺伝子操作によって生み出されたという証拠は何もない。

6. 植物の遺伝資源を少数の巨大企業の知的財産権として無差別に強奪したことで種子業界が統合され、長期的な植物農業生物多様性と生物多様性が危機にさらされている。遺伝子組み換え動物が実現可能な商品となった場合には、同じ収縮作用が動物の遺伝資源についても起こることは間違いない。

以上である。そして解決策として以下を提案している。

1. 農業生態学的手法に投資することで、世界中の人々への持続可能な食料供給に貢献できるという確固とした証拠がある。

2. 伝統的な交配やマーカー遺伝子利用による育種などの実証済みの技術にいますぐ再投資すべきである。

3. 知的所有権の枠組みを緊急に見直すべきである。生物由来物質が特許や特許に準じる方法で保護され続けるのであれば、知的財産の定義と、知的財産を開発する公的機関に対するインセンティブを変える必要がある。

4. 農産物輸出大国は、食料の安全保障と主権を国外でも推進する貿易援助方針を緊急に採用すべきである。

この報告は、環境の悪化や食糧危機が慢性化しているが、その状況をさらに悪化しかねない遺伝子組み換え作物に未来はなく、有機農業など環境保全型農業に未来を見出している。食を変えることはとても大事だが、それは先端技術を用いた作物や食べものではない。有機農業にこそ、世界の農業の未来にとって大事であるばかりでなく、人々の暮らしや健康にとっても大事なことが示されたものといえる。このことはゲノム編集食品にもいえる。そこに未来はない、と。

208

第20章――遺伝子操作と世界で進む倫理なき社会領域

科学技術立国が世界の趨勢《すうせい》

いま日本などの国々は、世界の中で先進国であり続けるために、科学技術立国あるいはハイテク立国化を推し進めている。そのために先端技術の開発に多額の予算を付け、規制を緩和してきた。バイオテクノロジーも、それを応用した食品も、多額の予算が付けられ、安全審査などで規制緩和が進められてきた。日本では、特に安倍政権が積極的にこの路線を推し進め、「企業が最も活躍できる国づくり」が進められ、その後の政権もそれを受け継いで、国家戦略化してきた。

バイオテクノロジーも多種類あり、遺伝子組み換えやゲノム編集といった遺伝子操作に加えて、クローン技術、ＥＳ細胞（胚性幹細胞）・ｉＰＳ細胞（人工多能性幹細胞）の細胞操作など多種多様だ。また、最近増えてきた操作にメッセンジャーＲＮＡワクチンで火が付いたＲＮＡ技術がある。

バイオテクノロジーを用いた生命体の改造は、次々と分野を広げており、食品だけにとどまらない。なかでも最も利益率が高いのが医療や医薬品である。脱プラスティックやエネルギーの分野では、「脱炭素化」を大義名分として開発が進められていることは先に述べた。脱炭素化以外にも

ＳＤＧｓやアニマルウェルフェアを大義名分に掲げた開発も多い。代表的な例を見てみよう。

進むＥＳ細胞とｉＰＳ細胞を用いた開発

最近、実用化に向けて動き始めた技術にＥＳ細胞とｉＰＳ細胞がある。ＥＳ細胞は受精卵が細胞分裂を始めた初期の段階で、それを壊し、内部細胞塊を取り出し、培養したものである。ｉＰＳ細胞は、体細胞で遺伝子を操作して受精卵と類似した状態を作り出し培養したものである。いずれも細胞分裂を繰り返し、そこからさまざまな臓器や組織を作り出すことができる。これらの細胞は、あらゆる細胞に分化する能力を持つことから、万能細胞と呼ばれている。

コーセーは２０２４年５月８日にその、ｉＰＳ細胞を用いた個人向け美容商品を提供するため、米国アイ・ピース社と提携すると発表した。顧客本人の血液などからｉＰＳ細胞を作成し、そこから抽出した有効成分を混ぜた美容液や化粧水などを作り、１本12万円以下の美容液として６本を提供し、肌の診断などと組み合わせた美容サービスを行うとしている。今年中に実証実験を目指し、２０２６年までに商品の提供を始めたいということだ。診断付きで年間１００万円前後での提供を予定している。この分野ではすでに花王がＲＮＡ分析による美容プログラムを提供しており、資生堂も唾液から抽出したＤＮＡを用いた「ビューティーＤＮＡプログラム」を開始している。化粧品の開発が、遺伝子やｉＰＳ細胞を用いた個人単位での対応の時代になってきたといえる。

また、フードテックで述べた培養肉に用いる原料の細胞開発を目指して、ＥＳ細胞やｉＰＳ細胞の開発も進んでいる。そこから筋肉や血管、脂肪などの細胞を分化させ、組み合わせてステーキ肉などを作成しようというのである。この開発はこれまで人間以外では、主にマウスで樹立されてきたが、牛などでも樹立が進み始めた。奈良市にあるハイペリオン・フードテック社は国産牛の受精卵からウシES細胞を樹立したと発表している。今後は、共同での培養肉開発やES細胞そのものの有償での提供を行う方針だとしている。さらに京都大学と畜産草地研究所などが共同で牛の体細胞からiPS細胞を樹立したと報告している。北海道立試験場でも牛のES細胞を樹立し、その細胞から子どもを誕生させている。

東京海洋大学の吉崎悟朗教授らの研究チームは2024年5月に、サケの卵をニジマスで産ませたと発表した。サケ類はその多くが産卵すると死ぬが、ニジマスは死なないため繰り返し産卵できるとしている。同大学が開発した異種間移植は、サケの雄と雌の生殖細胞のおおもとの細胞を、ニジマスの雄と雌にそれぞれ移植して、ニジマスにサケの精子と卵子を生産させて受精させたものである。同研究チームは、同様の原理を利用してマグロの生産も進めている。

他には、オーストラリアの研究チームが、遺伝子組み換え技術を用いて、廃棄物を分解するハエを開発した。開発したのはマッコーリー大学の研究チームで、廃棄物を分解して、バイオ燃料や動物用飼料を生産するクロオオバエを作成したもの。開発者はメタンガスの放出を抑制することができ、脱炭素化につながるとしているが、ハエが逃げ出すなど生物多様性の影響が懸念される。

これら自然の摂理に反する歪んだ技術の数々を見ていくと、それらの生物が環境中に逃げ出して増殖し、それが新たな矛盾を生み出し、新たな環境破壊を引き起こしかねない状況にあるといえる。

豚の心臓の人間への移植が始まる

ゲノム編集技術を直接に人間へ応用することは倫理的にも安全性の観点からも問題がありできないものの、豚に行って臓器を作り、それを人間に移植する医療が広がっている。

2022年1月10日、米国メリーランド大学メディカルセンターは、同大学で豚の心臓を人間に移植したことを発表した。執刀したのは同センターのバートリー・P・グリフィスである。この異種移植の特徴は、豚の心臓を製造し提供した企業の存在だ。バージニア州ブラックスバーグにある再生医療専門のリヴィヴィコール社で、ユナイテッド・セラピューティクスの子会社である。この企業が製造した豚は、拒絶反応を抑えるために、人間の免疫系の影響を受け難いように三つの遺伝子を壊している。さらに人間の免疫が受け入れるように遺伝子を六つ挿入し、さらにこの豚の心臓が大きくならないように一つの遺伝子を壊している。計一〇の遺伝子を操作して製造された心臓が用いられた。ゲノム編集技術が登場することで、容易にノックアウトができるようになったことが、この移植に結びついたといえる。

米国政府は2021年12月31日にこの移植手術を緊急承認した。移植を受けた人物は、デビッド・ベネットという57歳の男性で、手術の6週間以上前に不整脈で入院し、ECMO（体外膜酸素化装置）に接続されていた。この移植には疑惑が指摘されている。移植リストに入っていなかったにもかかわらず心臓移植を行ったこと、加えてこの人物には犯罪歴があることが、人体実験を容易にしたのではないかというものである。

2024年5月11日、今度は米国マサチューセッツ総合病院が、豚の腎臓を移植したリチャード・スレイマンさんが死亡したことを発表した。スレイマンさんは末期腎不全の患者で、3月16日に同病院においてゲノム編集で遺伝子を改変した豚の腎臓を移植していた。スレイマンさんは腎臓病に加えて2型糖尿病、高血圧も患っていた。また2018年に腎臓移植を受けていたが、その腎臓がうまく機能していなかった。

移植した豚の腎臓を作成したのは、米国のバイオ企業のイージェネシス社で、拒絶反応をもたらす遺伝子を壊すために、69のゲノム編集を行ったという。これほど多くのゲノム編集を行ったのは、他の分野を含めて初めてのことである。これまで豚の臓器の人間への移植は腎臓が4人（スレイマンさんを除く3人が脳死患者）、心臓移植がベネットさんに加えてもう1人の計2人、肝臓が1人（脳死患者）である。そして2024年4月12日に新たに54歳の女性への腎臓と胸腺の移植が行われ、米国での異種移植は計8件になった。脳死患者以外ではスレイマンさん以前は、心臓移植が2人に行われているが、いずれも2か月足らずで死亡している。今回も2か月足らずだった。

このように豚の臓器移植は繰り返し行われているが、けっしてうまくいっているとはいえず、人体実験が繰り返されているといえる。それでも、これからも豚の臓器移植は増えていくことが予想される。これから増えそうなのが中国での移植である。その中国で2024年3月10日に豚の肝臓を用いた移植手術が行われていた。これはゲノム編集した豚の肝臓を脳死状態の患者に移植したものだ。移植を行ったのは、中国科学院と空軍医科大学の研究チームで、肝臓を提供したのは、成都にあるクロノルガン・バイオテクノロジー社で、ゲノム編集で3か所の遺伝子をノックアウトしている。また中国の空軍軍医大学西京医院が、戦時などで大量に輸血が必要な患者のためにブタのゲノム編集した赤血球の移植試験を始めると発表している。また韓国のバイオ企業のオプティファームも豚の臓器移植を開始すると発表しており、日本でも神戸大学に異種の膵臓の中の膵島（ランゲルハンス島）移植を目指す研究室が立ち上げられている。

精子も卵子もなく誕生した胚を人工子宮で育てる

イスラエルのバイオテクノロジー企業が、マウスの体細胞の中の幹細胞を用いて人工的に受精卵を作成し、機械で作られた子宮の中で成長させるという実験を行い成功したと発表した。赤ちゃん誕生は、精子と卵子が出合い、母親の胎内で成長して誕生する。ところがこの場合は、精子も卵子もなく作られ、母親の子宮もない状態で成長させたもの。マウスの胚は心臓が鼓動し、血液が流れ、頭がいのヒダができるまで成長したという。同社によると、人間の細胞でこれを行うのが目標だとしている。同教授はすでに、人間の細胞での研究を開始しており、最終的には妊娠40日から50日に相当するヒト胚の人工モデルを作ろうとしている。この段階になると、臓器はもとより小さな手足や指も形成されている。このような実験はどこまで許されるのか、コンセンサスがないまま無秩序に事態は進行している。倫理的な問題がクローズアップされることは必至であるが、いったい歯止めをかけることができるのだろうか。

第21章――オルターナティブな社会を作る取り組み

GMOフリーゾーン運動

遺伝子組み換えやゲノム編集といった遺伝子を操作し、生命を改造して利用する企業などに対抗する、オルターナティブな運動や文化が広がっている。その動きの中心にあるのがGMOフリーゾーン運動である。GMOとは、すでに述べてきたように遺伝子操作した生物を意味し、フリーゾーンは、それがない地域を意味する。ヨーロッパを発祥とし、世界中に広がった運動だが、インドで種子保存運動を進めているヴァンダナ・シヴァさんが「多国籍企業に対抗する最も有効な運動」と指摘するなど、遺伝子組み換え作物に反対する多くの人たちが取り組みを開始し、栽培国の米国やカナダ、南米にも広がり、世界中へと拡大した。運動の横の連帯も広がり、多国籍企業を追い詰めるのに大きな役割を果たしてきた。いま新たにゲノム編集作物や魚が登場し、エピゲノム編集などの新たな遺伝子操作も増え、その取り組みがますます大きな意味を持ってきている。

GMOフリーゾーン運動は、1999年に、スローフード運動発祥の地として有名なイタリア・トスカーナ地方のワイン農家によって提唱された。スローフード運動は、ローマにマクドナルドが

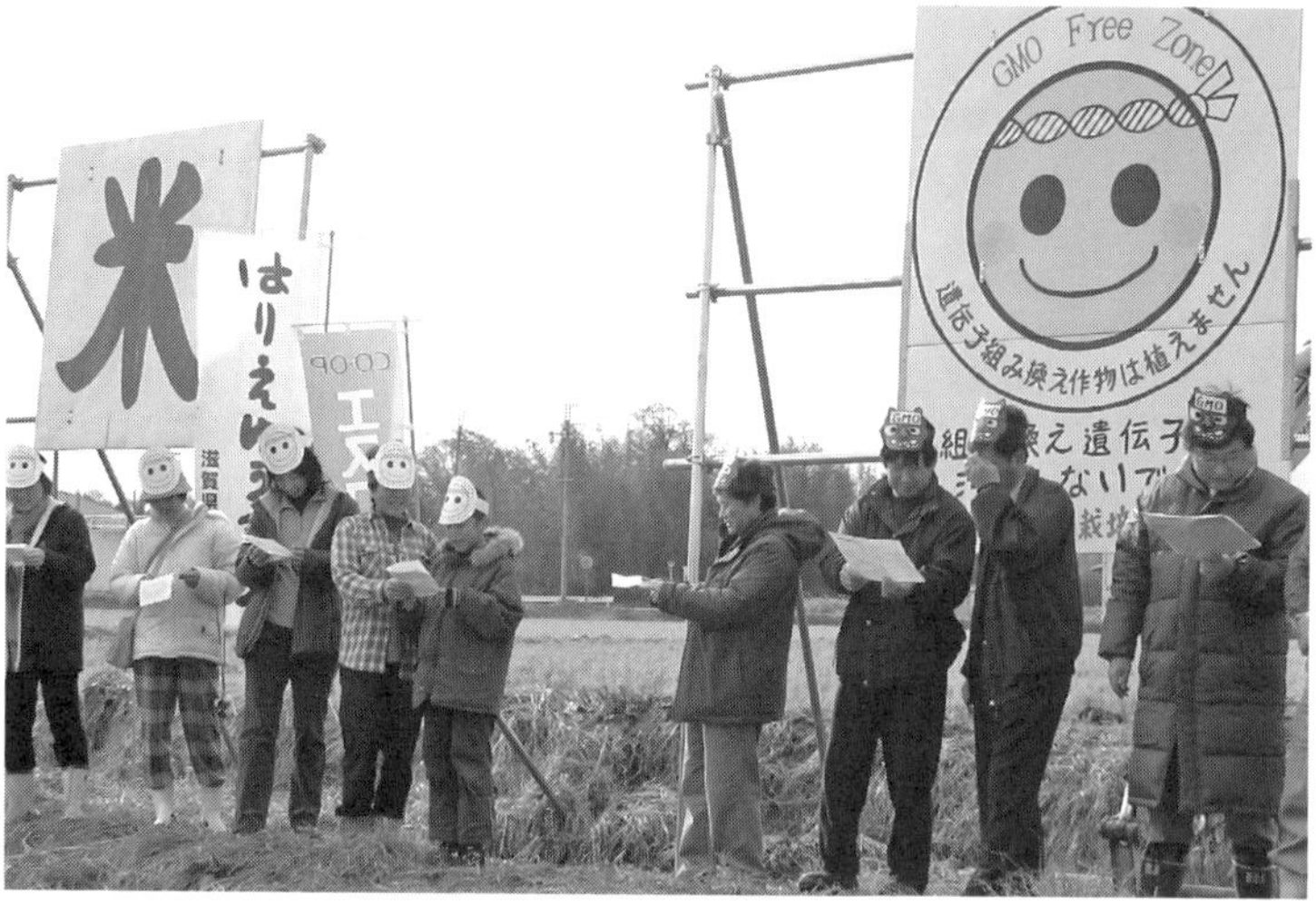
米
GMO Free Zone
遺伝子組み換え作物は植えません

GMOフリーゾーン運動立ち上げ式（滋賀県高島町にて、2005年1月）

進出するのが、きっかけだった。ファーストフードが世界中から安い食材を買い集め、世界中同じ味にしようとしている、それに対抗して、それぞれの国や地域の作物や味、作り方など、食文化の多様性を大事にしようということで始まった。大事なことは「多様性の尊重」である。

ＧＭＯフリーゾーン運動は、モンサント社（現在はバイエル社）やシンジェンタ社、デュポン社（現在はコルテバ社）などの多国籍農薬企業が、遺伝子組み換え技術を武器に、種子を支配し食料を支配し、世界中同じ作物にしてしまおうということから、作物の多様性、品種の多様性、食文化の多様性を守ろう、種子を守ろうということで始まった。ここでも基本は多様性の尊重である。

この運動の目的は、当初は遺伝子組み換え作物の排除にあったが、それがいまゲノム編集作物や動物にまで広がってきている。それは同時に多国籍企業による食料支配を地域から排除する取り組みでもある。農業・生産物・種子・食文化の多様性を守るため、農家、地域、地方自治の主体性を大事にしている運動である。さらには、先住民の居住地域や自然保護区域でのGMOフリーゾーンを求めて活動を行い、欧州・米国など、多くの国・地域で実現し、多国籍企業を追い詰めてきた。

繰り返すが、いま世界的にゲノム編集食品を推進する動きが強まっている。ゲノム編集技術でCRISPR-Cas9が登場し、極めて容易に遺伝子を操作できるようになったことで、世界的にGMO推進の動きが強まり、そこから新たにエピゲノム編集のような技術まで登場し、それらの技術を規制させまいとする動きが強まっている。それに対抗するGMOフリーゾーン運動の持つ意味も、さらに大きな意味を持ち始めている。

規制条例制定運動広がる

2004年1月に、ドイツ・ベルリンでGMOフリーゾーン欧州会議が行われた。それを受けて、日本でも2005年1月にGMOフリーゾーン運動が滋賀県から始まった。その後、北米でも広がり、世界規模の取り組みになっていった。当初は、小さな地域から始まった運動であるが、やがて自治体レベルでの動きになっていった。ヨーロッパでは、ギリシャの全自治体がGMOフリーを宣言し、ポーランド・イタリア・オーストリアなども8割を超える自治体が宣言を出すなど、地方政府を中心に運動が広がった。日本でも個々の農家が宣言を出すスタイルは変わらないものの、自治体レベルでも運動が広がっていった。特に注目されたのが、先にも述べた北海道の動きだった。

北海道で遺伝子組み換え稲の栽培試験が行われた。それに反対する運動が全国に広がり、最終的に北海道での試験栽培が中止になるとともに、道は2005年3月に全国の自治体では初めて遺伝子組み換え作物栽培規制条例を施行させたのである。遺伝子組み換え作物と通常の作物との間での交雑混入を防ぐため、栽培を知事の許可制とした上で、遺伝子組み換え作物と通常の作物の間の隔離距離を農水省の指針が示した距離よりはるかに厳しくした、画期的なものだった。

また2005年6月には、新潟県にある北陸研究センターで行われていた遺伝子組み換え稲の栽培試験の中止を求めて、市民や農家は裁判に持ち込み、その裁判が始まった。その新潟県でも2006年5月に「遺伝子組み換え作物栽培規制条例」が施行された。

このような県レベルの動きと並行して、市町村で条例を施行する動きが活発化し、2006年9月には今治市「食と農の街づくり条例」が施行された。地産地消と有機農業・有機給食の推進を市の方針に掲げた条例である。有機農業に遺伝子組み換え排除の原則があることから、事実上遺伝子組み換え作物が栽培できない状況を作り出していった。

これらの運動を都会の消費者とともに中心になって担ったのが有機農家だった。生産者と消費者がつながった有機農業運動が、遺伝子組み換え作物規制への取り組みの中でつながっていったのである。

食料主権を守る運動

２０００年代前半、第三世界の国々の間で、国連や米国からの食料援助や食料輸入を、遺伝子組み換え作物が入っていることを理由に拒否する動きが広がった。そのため米国政府は、食料援助や輸入を渋る国に対しては、ＷＴＯ（世界貿易機関）やＦＴＡ（自由貿易協定）を用い、制裁措置をほのめかしながら強引に食料を売り込んでいった。遺伝子組み換え作物はこれにより、米国の国家戦略と多国籍企業の食料支配とが重なったグローバリズムの象徴的な存在となっていったのである。

このグローバリズムに対抗する論理として、農民や市民の間で「食料主権」という言葉が用いられるようになる。自分たちが食べるものは自分たちに作る権利がある、という考え方だが、このようなごく当然の権利さえ許されないのが、いまの状況である。

食べものの持つ長い歴史の中で人々はその地域にあった食材を作り、食べてきた。それがもっとも自然な形の食文化である。そのため、その地域で穫れたものを、その地域で食べる「地産地消」は、もっとも理想的な形といえる。この地産地消が日本での、グローバリズムへの対抗運動になっている。それを後押ししているのが、消費者の持つ食の安全への高い関心と、健康志向である。

生産者の間で、有機農業を実践する人が増えている。それに伴って、伝統的な日本の食卓の復活という流れが出てきた。それでも、政府や自治体の研究機関・民間企業は、ゲノム編集作物や動物の開発に邁進しており、ハイテク化志向は大きな潮流として存在する。それに対抗する市民の運動も活発である。その一つに大豆畑トラスト運動がある。

大豆畑トラスト運動

遺伝子組み換え食品反対運動から生まれた、自分たちの大豆は自分たちで作ろうという運動が、大豆畑トラスト運動である。この運動の基本は、生産者と消費者が直接つながって、日本の農業の流れを変えていこうとするところにある。農家は農地をいくつかの区画に区切り、消費者は出資してその一区画をトラスト（資金を出す）する。農地は主に、休耕田を使って大豆を作付けしていく。作り方は基本的に、無農薬・無化学肥料で、消費者も手伝うことで顔の見える関係を作っていく。そしてトラストした自分の区画で収穫された大豆は、出資した消費者が引き取る。

このようにすれば、農家はリスクのない農業が可能になり、消費者は安全で美味しい国内産大豆を食べることができ、結果的に自給率向上につながる。この運動は、全都道府県に広がった。地域的な広がりとともに、味噌や醤油、豆腐などをつくる事業者もかかわり始めたり、手作りの味噌や豆腐を作る講習会も行われたり、運動の幅も広がった。

大豆以外に、ナタネ、小麦、稲などでも、トラスト運動が始まった。従来の、一方通行だった産直運動の枠を一歩踏み出し、消費者参加型の、グローバリズムや日本政府の政策への対抗運動として広がりを持ったのである。しかし、不作が生じた時、消費者が離れたり、生産者が負担する事態

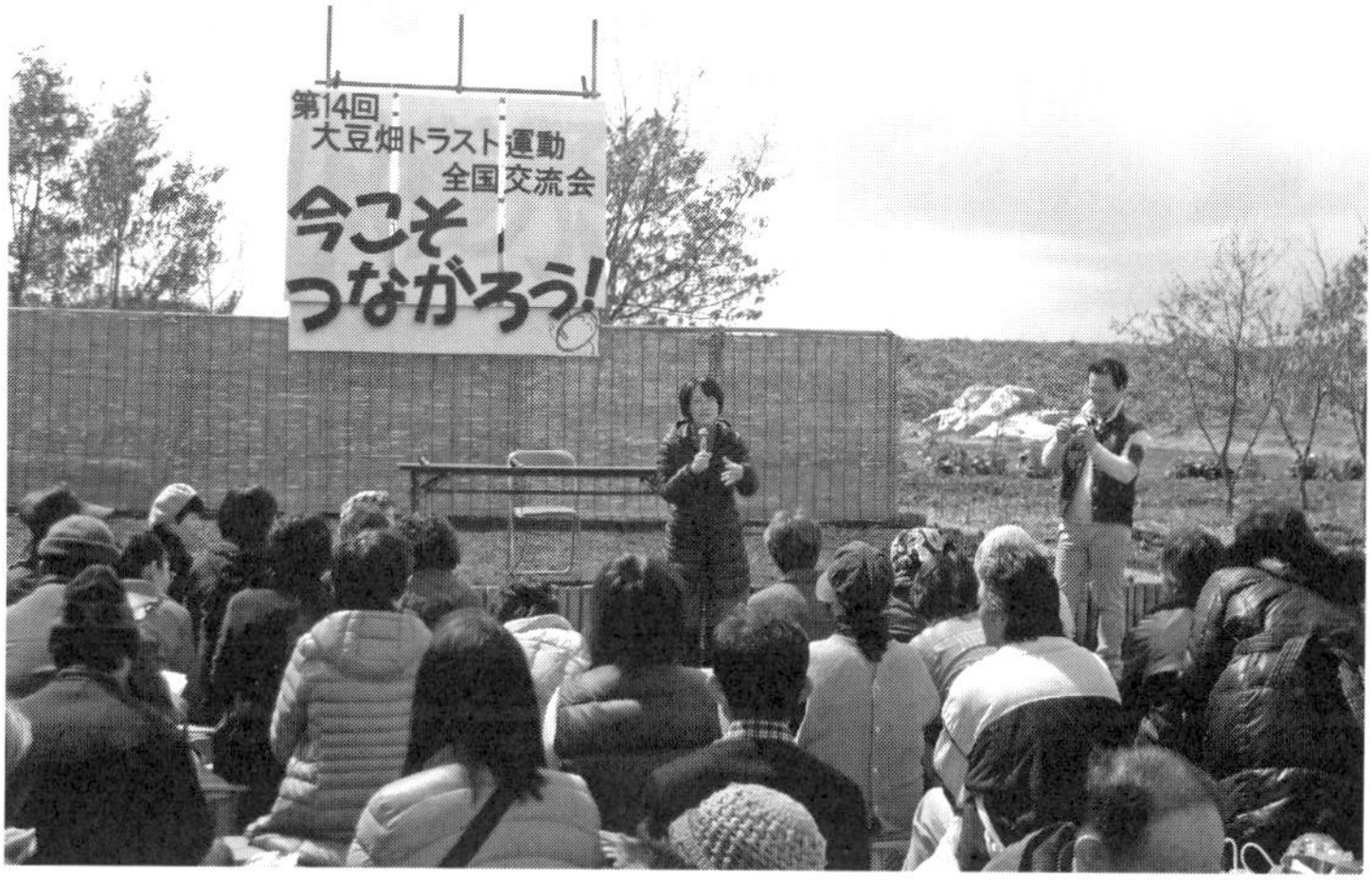

第14回
大豆畑トラスト運動
全国交流会
今こそ
つながろう!

大豆畑トラスト運動（茨城県にて、2012年3月）

が起きたり、運動としての未熟さが出たこともある。

大豆の生産は自然の中にある以上、一喜一憂の繰り返しである。北国では大豆の収穫前に雪が降り、壊滅的な打撃を受けたこともある。農薬を使わないため、虫や病気にやられることも多い。楽しいはずの収穫が、たびたび悲しみに転じることがある。毎年収穫できるまで、その年の出来不出来に一喜一憂するのが常である。

大豆畑トラスト運動では、本来、そのようなリスクは消費者が負担することになっているのだが、大豆が届かなければ、次の年もこの運動に参加してくれるだろうかと、農家は考えてしまい、結局、他の農家から譲ってもらうこともあった。運動の理想と現実の狭間で、試行錯誤が繰り返されてきた。しかし、最終的には参加する人が「消費者がリスクを負う」という原則を理解することが大切であり、その理解を深めることで運動は続いてきた。

この運動は、従来の一方通行だった産直運動の枠を一歩踏み出し、消費者参加型の地産地消運動としての意味を持ってきたのである。この取り組みは、有機農業や環境保護型農業を前提としていることから、地域循環型社会と結びついているといえる。

遺伝子組み換えナタネ自生調査

遺伝子汚染という言葉がある。その汚染の実態を調査しているのが、遺伝子組み換えナタネ自生調査だ。日本に輸入される遺伝子組み換え作物は、トウモロコシ、大豆、ナタネ、綿の4作物である。この4作物は、輸入される形がすべて種子だ。そのため搬入・搬出や輸送などの過程でこぼれ落ちると、自生する可能性がある。中でも花粉が飛散しやすく、自生しやすいのがナタネで、交雑を起こす植物の種類も多い。そのため生物多様性に影響を及ぼしやすいため、2003年に農水省が調査を始めた。追って環境省も始め、両省とも今日に至るまで調査を継続させている。

しかし、政府が行う調査は、特定の港と河川敷及びその周辺に限定しているため、汚染の広がりを見ることができないことから、全国の市民が参加し、幹線道路や住宅地に至るまで汚染の実態を調査するとともに、汚染拡大や交雑を防ぐために引き抜く活動が始まった。その活動は現在も続いている。

いま日本におけるナタネの自給率は0・04%程度である。家庭で使われるサラダ油の原料などに

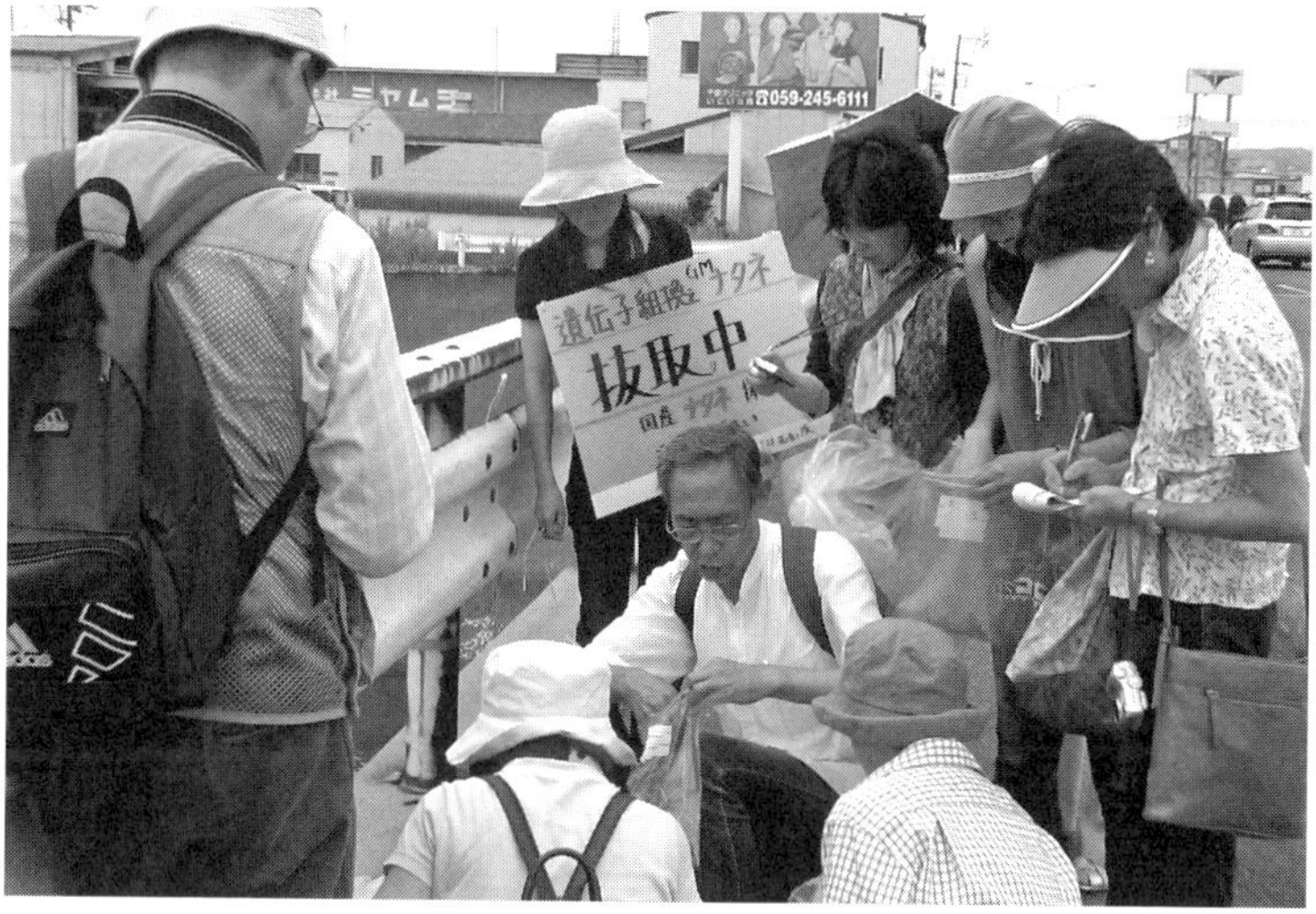

遺伝子組み換えナタネ自生調査（三重県四日市にて）

なるナタネは、その大半をカナダに依存し、そのカナダから入ってくるナタネ「カノーラ」の遺伝子組み換えの品種の割合は95％に達している。そのため輸入港で積み下ろされる際、トラックで運ばれる過程、工場周辺でこぼれ落ち、自生しているカノーラの多くが遺伝子組み換えの品種だ。日本各地で自生している遺伝子組み換えナタネは、ブロッコリー、白菜、大根、小松菜などアブラナ科の作物と交雑を起こし、汚染を食卓にまで拡大する可能性がある。

　この調査では、さまざまなことが分かってきている。現在、遺伝子組み換えナタネは、主に除草剤ラウンドアップ耐性とバスタ耐性の2種類が作付けされている。遺伝子組み換えナタネの自生が広がった結果、その異なる耐性間での交雑が起きたり、カラシナや在来種ナタネだけでなく、ブロッコリーや大根などの作物やハタザオガラシなどの雑草との交雑種も見つかるようになっている。このまま汚染が拡大すれば農家の畑にまで汚染が及び、食品に入ってくる可能性も強まっているのだ。

遺伝子組み換えナタネのさまざまな変化も見つかっている。カナダの寒い地で育つ1年草のカノーラだが、温暖な日本で自生すると多年草化するものが出て、毎年、花を咲かせ花粉を飛散させているものも見つかっている。2011年には1次検査では陰性であるのに、DNAを調べると組み換えという「隠れGMOナタネ」が見つかった。東日本大震災以降、輸送ルートの変更などで汚染の範囲も広がった。また、小樽港のように小麦の陸揚げ港でも見つかるようになった。四日市港や博多港のように抜き取りが追い付かず、手が付けられないほどにまで汚染が深刻化している地域もある。もし、この調査や引き抜きがなければ、汚染の拡大は避けられず、生物多様性への影響が深刻化していた可能性がある。

我々消費者ができること

遺伝子組み換え食品やゲノム編集食品の拡大を防ぎ、私たちの食卓を守ることは、未来の世代を守ることでもある。そのことで私たちにできることは多い。

まず種苗や食品の表示がないため、なかなか避けることができないのが現状だ。そのため表示を求めて政府や企業に働きかけていくとともに、さまざまな工夫を行い、避けていくこと。食卓を守るためには、ゲノム編集食品や遺伝子組み換え食品を取り扱わない店舗・生協・産直などから購入すること。ゲノム編集作物や遺伝子組み換え作物を栽培しない農家を応援していくことも必要であるる。スーパーなどへは、ゲノム編集食品と思われるものを売らないよう求めること、周りの人にはこのような食品の危険性を訴えていくこと、多くの人が買わなければ、このような食品はなくなっていくはずである。

ゲノム編集や遺伝子組み換えではない食品の流通をさらに広げていくためのさまざまな取り組みが可能だ。まずは、遺伝子組み換え作物を栽培しない地域を増やすＧＭＯフリーゾーン運動を拡大していくこと。遺伝子組み換え作物を拒否する農家は、ゲノム編集作物も栽培したくないと思っている。消費者はそのような農家を応援し、みんなの力でゲノム編集・遺伝子組み換えといった遺伝子操作作物を栽培しない地域を増やしていくこと。消費者が参加して遺伝子操作されていない作物を栽培する運動である大豆畑トラスト運動も有効である。

ゲノム編集や遺伝子組み換えで作物や食品を開発・製造している企業や作りそうな企業に対して、作らないよう求めていくこと。またそれを原料にした食品を作っている企業や作りそうな企業に対しても、使わないよう求めていくこと。

並行して政府に規制を強化するよう働きかけていくことも大切だ。食品表示や種苗の表示を行うよう、働きかけていくこと。それとともに、私たちの身近にある自治体に働きかけ、事実上、遺伝子組み換え作物やゲノム編集作物が栽培できないようにする、独自の規制条例を作らせるようにすること。その見本が、愛媛県今治市が作成した「食と農の街づくり条例」である。特に学校給食に有機食材を用いるとともに、ゲノム編集・遺伝子組み換え食品を使わないことを求める運動を広げていくこと、というようにできることは多い。

第22章——広がる自治体のゲノム編集食品表示を求める意見書採択

ゲノム編集表示を求める声が強まる

いまゲノム編集食品は事実上、日本しか流通していない。世界的には、流通を見合わせている状況だ。日本でこの食品が受け入れられるか、拒否されるかを、他の国は様子見状態にあるといえる。その日本では、いま全国の自治体で、ゲノム編集食品の表示を求める意見書が国に提出され始めた。いずれも消費者の知る権利・選ぶ権利を求めたものである。表示が行われれば、遺伝子組み換え食品同様、日本での作物の栽培、魚の養殖などに強い規制が働く可能性が出てくる。

これまで日本政府は、このような自治体の動きとは逆に、遺伝子組み換え食品の表示制度を変更し、「遺伝子組み換えでない」「遺伝子組み換え不使用」表示がほとんどできないようにし、ゲノム編集食品については、最初から規制をなくしてしまった。環境への影響評価も食の安全性評価も必要なく、食品表示も必要なく、届け出だけで生産や流通ができるが、その届け出も任意でよいとしている。

すでに7種類のゲノム編集食品が届け出され、トマト2種類、魚3種類の計5種類が市場に登場している。ゲノム編集トマトについては、当初はネット販売だけだったものが、最近は一般スーパーでも並び始めている。並んでいるトマトを見ると、ゲノム編集された旨は表示されているものの、消費者にはほとんど分からないような小さな文字での表示である。

遺伝子組み換え食品流通開始時と似た状況にある

ゲノム編集食品のこの状況は、遺伝子組み換え食品が流通を始めた時に似ている。1996年に遺伝子組み換え食品の輸入が始まった。この時もゲノム編集食品に対するのと同様、法律に基づいた環境への影響評価も食の安全性評価もなく、極めて簡単な指針があるだけだった。まったくなかったのが食品表示で、危機意識を抱いた消費者団体や有機農業の団体、生協を中心に、食品表示を求める運動が始まった。

この運動では、農水大臣・厚生大臣（当時）に提出する署名運動とともに、自治体の議会への働きかけが進められた。当時、食品表示を管轄していたのは、農水省と厚生省（当時）の二つの省だった。これらの省に提出する署名を集める運動を大きく展開したのである。また自治体への働きかけは、都道府県議会、市町村議会など、それぞれの住民が地元の自治体の議会に働きかけ、国に対して食品表示を求める決議をあげさせていった。

その結果、多くの自治体が「遺伝子組み換え食品の表示を求める意見書」を採択し、農水省や厚生省、国会などに提出していったのである。農林水産大臣あてに表示を求める地方議会からの意見

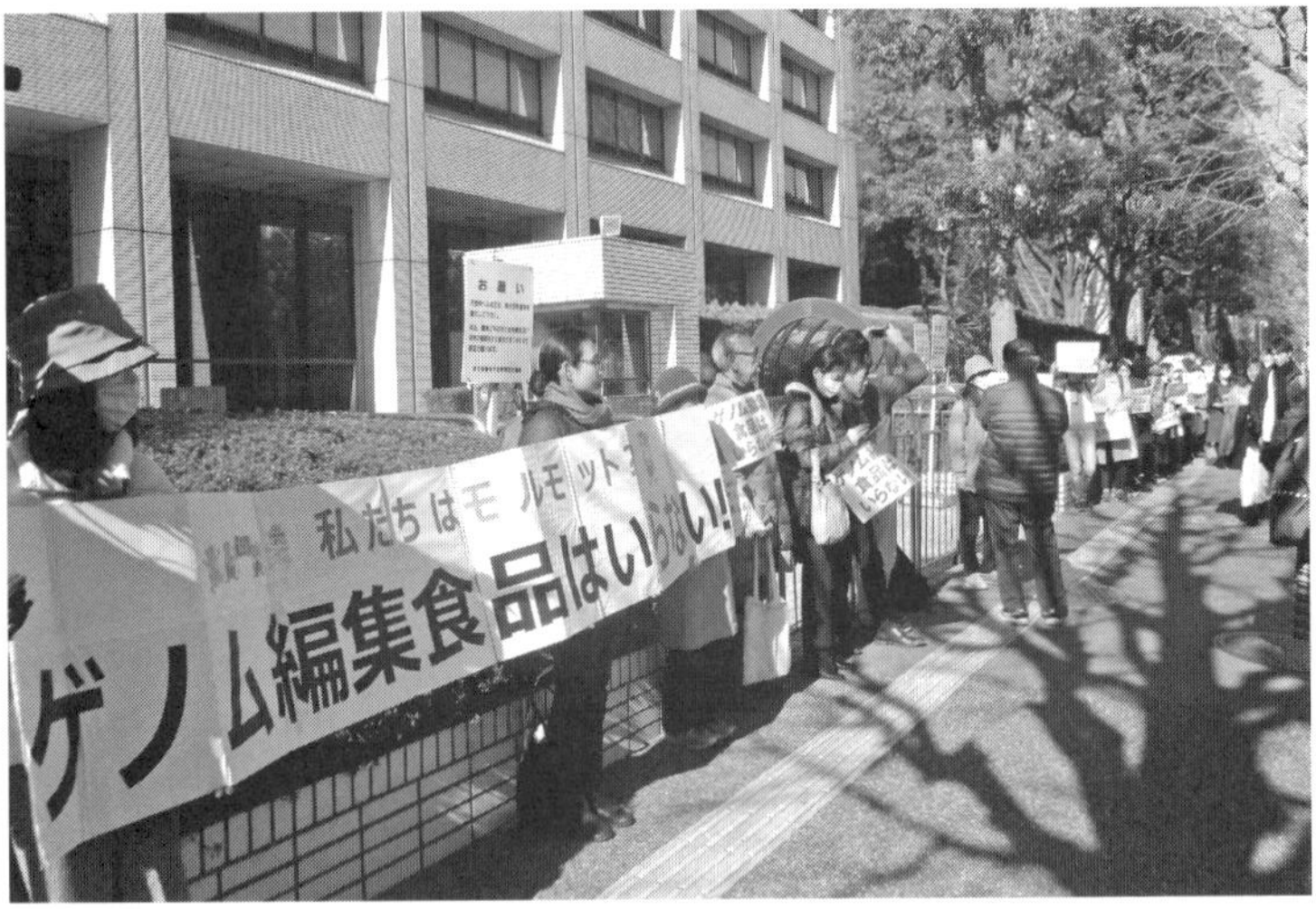
私たち は モ ルモット
ゲノム編集食品はいらない!!

ゲノム編集食品に反対する消費者が厚労省を取り囲む（2020年1月）

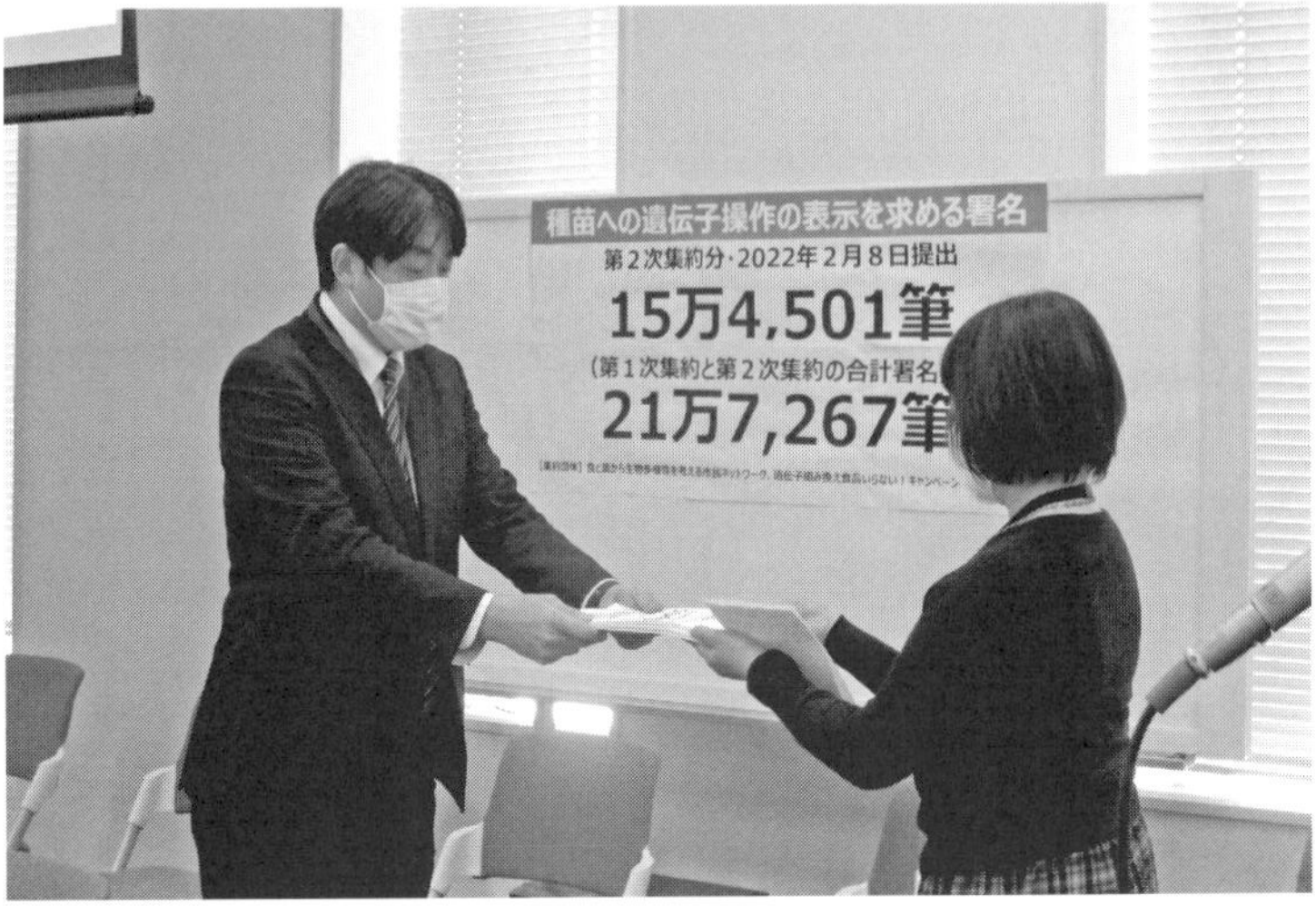
種苗への遺伝子操作の表示を求める署名
第２次集約分・2022年２月８日提出
15万4,501筆
（第１次集約と第２次集約の合計署名
21万7,267筆

国会議員会館で行われた農水省への種苗への遺伝子操作表示を求める署名提出（2022年2月）

書数は1078通（99年1月14日まで把握）、厚生大臣あての地方議会からの意見書数は1224通（99年1月19日まで把握）だった。全国の自治体の約3分の1が提出したことになる。その他にも消費者団体、自治体首長、農業委員会から提出したケースもある。（農水省の数字は品質課より、厚生省は食品保健課より聞き取り）

同時に集めていた「食品表示を求める」署名数は、1998年4月28日時点で200万を超えた。この市民からの強い圧力が、農水・厚生両省を動かし、遺伝子組み換え食品表示制度をもたらしたのだ。加えて、この表示制度に続いて、環境影響評価では生物多様性条約に基づくカルタヘナ議定書による法的規制をもたらした。そして、食品としての安全性評価もまた食品衛生法に基づく法的規制をもたらしたのである。

増え始めたゲノム編集食品表示を求める自治体

このように最初は、法的規制がないまま遺伝子組み換え作物の輸入が始まったが、消費者運動の取り組みで、法的規制を勝ち取っていった。この表示制度を軸にした法的規制が、結果的に日本での遺伝子組み換え作物の栽培を阻み、世界的にも遺伝子組み換え作物の拡大を防いだのである。そのことを教訓にした種子・農薬企業や各国政府は、ゲノム編集食品では規制をさせない動きを作り出してきた。意図的にゲノム編集は安全であるという情報のみ流し、流通の事実も極力最小限の発信とするなどして、いつの間にか流通が進んでいるという状況を作ってきたのである。その結果、日本では大半の市民がゲノム編集食品についての事実を知らない。そして知らされない市民の無関心の中、環境影響評価も食の安全審査も必要なく、食品表示も必要ないという、事実上「規制しない」方針がとられ、米国はもとより、欧州でもその動きが強まっている。

そのことに対して、いま各地で遺伝子組み換え食品の時と同様の動きが始まった。その動きは、ゲノム編集トマトに対する取り組みから始まったといえる。サナテックシード社がゲノム編集トマトの苗を各地の小学校や高齢者などの福祉施設に無料で提供するという動きを示したのに対して、各地の住民が地元の自治体に対して「ゲノム編集トマトの苗を受け取らないで」という運動を展開した。その結果、ほとんどの自治体が「受け取らない」と回答し、最終的に受け取ったとした自治体が一つもないという成果を上げることができた。

そしていま、国に対してゲノム編集食品に表示をさせるよう求める意見書を地元の議会に決議させる動きが広がっているのである。すでに岐阜県、奈良県、兵庫県、静岡県議会が意見書を採択し、特に静岡県では同県内の市町村議会への働きかけが活発化し、富士市と富士宮市、さらに浜松市議会、静岡市、吉田町議会などが、相次いで意見書を採択した。食品表示制度は、消費者の知る権利・選ぶ権利をもたらすものである。自治体はその権利をもたらすよう、動き始めた。

地方議会から国会や関係省庁に提出されたゲノム編集表示等を求める意見書

都道府県議会から提出された意見書

岐阜県議会（2019年6月27日）
ゲノム編集食品に関する適切な制度の構築を求める意見書
奈良県議会（2021年12月15日）
ゲノム編集技術応用食品の表示等を求める意見書
静岡県議会（2023年10月13日）
ゲノム編集技術応用食品の表示等を含めた消費者への情報提供の在り方について検討を
　求める意見書
兵庫県議会（2024年10月23日）
ゲノム編集技術応用食品の表示等について更なる検討を求める意見書

市町村議会から同様の趣旨で提出された意見書

北海道・札幌市議会（2019年10月28日）
東京都・小金井市議会（2019年11月29日）
千葉県・鎌ケ谷市議会（2021年3月15日）
埼玉県・越谷市議会（2022年3月17日）
北海道・札幌市議会（2023年3月10日）2回目
福岡県・行橋市議会（2023年6月22日）
埼玉県・三芳町議会（2023年6月27日）

静岡県・富士市議会（2024年3月12日）
静岡県・富士宮市議会（2024年3月18日）
千葉県・流山市議会（2024年3月19日）
静岡県・浜松市議会（2024年3月22日）
埼玉県・八潮市議会（2024年6月20日）
東京都・小金井市議会（2024年6月21日）2回目
静岡県・焼津市議会（2024年6月28日）
福岡県・苅田市議会（2024年9月20日）
静岡県・吉田町議会（2024年9月24日）
兵庫県・川西市議会（2024年9月25日）
島根県・邑南町議会（2024年12月13日）
山口県・長門市議会（2024年12月19日）
東京都・三鷹市議会（2024年12月20日）
神奈川県・座間市議会（2024年12月23日）

注　札幌市議会、小金井市議会は2度決議をあげている。（原野好正氏作成）

次のページに掲載したのは、実際に地方議会が国に提出した意見書だ。これから地方議会へ働きかけたいという人には参考にしてもらいたい。この動きが全国に広がれば、遺伝子組み換え作物の時と同様に、ゲノム編集食品に対する食品表示などの規制につながっていくだろう。

消費者の知る権利を守るための取り組みは、このように少しずつ広がりを見せている。これまで見てきたように、ひとりひとりの市民の力は小さくても、それが合わさることによって、企業利権が大きく優先される社会に変革をもたらすことができるのだ。

島根県邑南町議会が国に提出した地方議会意見書

ゲノム編集食品の表示の義務化を求める意見書

先般11月に食品表示に関する消費者意向調査報告が新聞報道で公開され、ゲノム編集技術で作られた農水産物由来の食品について、「どのようなものか知らない」と答えた人が94％に上ることが、消費者庁の調査で分かった。

我が国においては、ゲノム編集技術応用食品のうち遺伝子組換え食品に該当しないゲノム編集食品は、自然界で起こる突然変異や従来の育種技術などによる変化の産物と科学的に区別することが、微妙で判別が困難な事柄と捉えられている。

そうした食品は、食品安全委員会における安全性審査を不要とし、食品表示基準についても表示対象外となっている。現在、流通等に先立って国への届出をした上で情報が公表されることとなっているが、法的強制力がないため情報提供は事業者の任意となっている。

以上のような食品衛生上の取り扱いにより、ゲノム編集食品はすべての食品と同様に安全が義務付けられた食品衛生法に基づいて、世の中に現在数品目出回っていることが確認されている。

そうした現状を認識したうえで消費者に対する法整備に目をやると、消費者基本法では（第２条　基本理念）に消費者に対し必要な情報が提供され、消費者の自主的かつ合理的な選択の機会が確保されると定められており、（第３条　国の責務）には基本理念にのっとり、消費者政策を推進するよう国の責務が定められている。

以上のことから、国においては消費者基本法の理念に沿って、更なる流通実態や諸外国の表示制度の研究等の情報収集を積み重ねるとともに、健康への影響や生態系・環境面への懸念に対し消費者に必要な情報が提供されるようにしていただきたい。

現時点においては、消費者がゲノム編集食品と認識し自ら消費を選択できるよう、ゲノム編集食品の表示の義務化を要望する。

以上、地方自治法第99条の規定により意見書を提出する。

令和６年12月13日

島根県邑南町議会議長　石橋 純二

（地方議会意見書提出先）
内閣総理大臣
内閣府特命大臣（消費者及び食品衛生）
厚生労働大臣
農林水産大臣
衆議院議長
参議院議長

◉あとがき

ゲノム編集を簡単にできる技術として、2012年にCRISPR-Cas9《クリスパー・キャスナイン》が登場した時、こんなに早く作物や魚、動物に応用されるとは思わなかった。しかし予想に反し、あっという間に実用化が始まったのである。植物だけでなく、動物も、そして人間までも操作の対象になっていった。遺伝子を操作することのこわさが、あまりにも軽んじられているように思える。このままでは、大変な事態が起きることになるのでは、そう感じたことが本書執筆の理由である。

遺伝子組み換え技術が登場した時、世界中で大きな議論が巻き起こり、1975年にその扱いや規制を議論するアシロマ会議が開催された。それからちょうど半世紀が経過した。この半世紀に何が起きたのだろうか。本書はその総括の意味も込めて執筆した。

ゲノム編集食品に関しては、いまだに安全性を評価する動物実験が行われていない。これから何が起きるか、懸念は深まるばかりだ。しかも、ほとんどの消費者がゲノム編集食品の存在すら知らないのである。消費者庁の調査でも、ゲノム編集食品に関して「どのようなものか知っている」と回答した人はわずか6・1%だった。その存在を知っている人はごくわずかである。これではいけない、ということで熱心に本書の執筆を勧めて下さったのが、ユサブルの松本卓也さんだった。松本さんは、熱心に消費者団体が主催するゲノム編集食品にかかわる講演会やシンポジウムに参加され、ぜひともこの食品の問題を世に問いたいといい続けられ、それが本書となったのである。

ユサブルとの出会いは、2019年に、私たち消費者団体が共同でフランスからジル・エリック・セラリーニ教授をお招きして講演会を開催した時のことだった。同教授は本書でも何度か登場している、分子生物学者である。消費者団体にとって、遺伝子組み換え食品を用いた動物実験で、この食品の危険性を明らかにした教授を日本に招いて講演会を開催することは、悲願だった。やっとそれを実現させることができたのだったが、教授は、遺伝子組み換え企業や推進する研究者などから激しく攻撃を受けている最中だったため、とても気を遣う講演会になったのである。

その講演会は、セラリーニ教授とともに活動している料理人のジェローム・ドゥーズレさんが一緒だった。それは教授のたっての希望だった。なぜなのか、最初はとても不思議な思いだったのだが、講演を聞いて納得したのである。来日の際に、セラリーニ教授からドゥーズレさんとの対談を本にしたので、これを日本でも出して欲しいと切望された。とても面白い本だった。そのためいくつかの出版社を当たってみたが、なかなか刊行してくれるところがなかった。

ところが、ユサブルの編集者の赤坂竜也さんが講演会に参加されておられ、この本の翻訳権を取得して、刊行することを知り、びっくりするとともに、とても感謝した次第である。このセラリーニさんとドゥーズレさんの対談は、『「安全な食事」の教科書』という題名でユサブルから刊行されているので、ご一読いただけるとありがたい。

さて話を戻すが、ゲノム編集食品の暴走、それも日本だけでの暴走が、私たちの食の安全を脅かしている。遺伝子組み換え食品は、世界中の市民が反対したことで、行き詰まりを呈した。今流通しているほとんどの遺伝子組み換え作物は、多国籍企業が農薬とセットで販売する作物である。それだけでうさん臭さを感じる人が多かった。それに代わって登場したゲノム編集食品は、ベンチャー企業による開発が目立つ。政府も支援を惜しまない。しかし、技術の中身はほとんど同じである。問題点も共通していることが多い。そのため世界的にはまだほとんど流通していない。しかし、日本では流通しているのだ。

これまでの遺伝子組み換え作物は、海外産だった。しかし、ゲノム編集食品は日本で栽培された作物であり、養殖された魚である。それを後押ししてきたのが、政府の規制なしの方針である。環境影響評価もなく、食の安全性評価もなく、食品表示までさせないようにしてきた。その結果、日本がゲノム編集食品の最先進国になってしまった。

これらの動きに対抗する日本の市民の活動も活発である。このままゲノム編集食品が増えていくのか、それとも市民の反対で消えていくのか、いまがとても重要な時期にあるといえる。それが松本卓也さんと共同で本書に取り組んだ最大の理由である。

2025年3月　天笠啓祐

カバー・本文デザイン：福田万美子／フロッグキングスタジオ
本文DTP：有限会社タダ工房

天笠啓祐（あまがさ　けいすけ）
1970年、早稲田大学理工学部卒、『技術と人間』誌編集者を経て、現在、ジャーナリスト、市民バイオテクノロジー情報室代表、日本消費者連盟顧問、遺伝子組み換え食品いらない!キャンペーン代表。
主な著書『くすりとつきあう常識・非常識』(日本評論社)、『ゲノム操作・遺伝子組み換え食品入門』『世界食料戦争』(緑風出版)、『遺伝子組み換えとクローン技術100の疑問』(東洋経済新報社)、『いのちを考える40話』『ゲノム操作と人権』(解放出版社)、『子どもに食べさせたくない遺伝子組み換え食品』(芽ばえ社)、『暴走するバイオテクノロジー』(金曜日)ほか多数。

食品添加物よりはるかにこわい
ゲノム編集食品
みんな知らずに食べている

2025年4月7日初版第一刷発行

著者　天笠啓祐
編集　須田とも子
発行人　松本卓也
発行所　株式会社ユサブル
〒103-0014　東京都中央区日本橋蛎殻町2-13-5
電話：03(3527)3669
ユサブルホームページ：http://yusabul.com/
印刷所　株式会社光邦

ISBN978-4-909249-65-4
定価はカバーに表示してあります。
落丁・乱丁はお手数ですが、当社までお問い合わせください。